Stephanie Woschek, Christina Lutz, Christian T. Haas

SpoKs – Sportorientierte Kompaktschulung bei Multipler Sklerose

Ein Trainingshandbuch

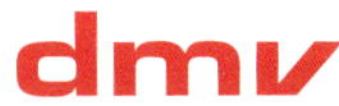

Deutscher Medizin Verlag
Senden 2021

Stephanie Woschek, Christina Lutz, Christian T. Haas

SpoKs – Sportorientierte Kompaktschulung bei Multipler Sklerose
Ein Trainingshandbuch

Redaktion, Wiss. Beratung, Realisation:
LEENERS Gesundheit & Kommunikation GmbH
Dr. Katharina Leeners, Senden

Gestaltung: promedici – Agentur für Gesundheitskommunikation, Senden

Herausgeber:

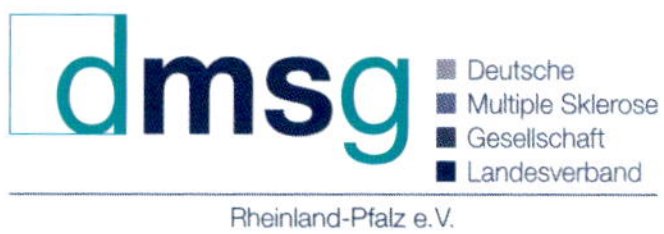

DMSG-LV Rheinland-Pfalz e.V., Hindenburgstr. 32, 55118 Mainz
Tel. 06131 604704, Fax 06131 604930, E-Mail: info@dmsg-rlp.de, https://dmsg-rlp.de

Mit freundlicher Unterstützung von

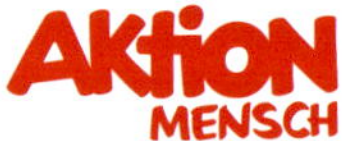

dmv Deutscher Medizin Verlag
1. Auflage, Senden (Westfalen): dmv 2021

ISBN 978-3-936525-89-7

Bezug:
LEENERS Gesundheit & Kommunikation GmbH, Mönkingheide 49, 48308 Senden
Tel.: 02597 691881, E-Mail: info@dmv-direkt.de, www.dmv-direkt.de

Hinweis: Sämtliche Inhalte dieses Buches wurden auf Basis von Erfahrung und Quellen, die die Autor*innen für vertrauenswürdig erachten, nach bestem Wissen und Gewissen recherchiert und sorgfältig geprüft. Trotzdem stellt dieses Buch keinen Ersatz für eine individuelle Fitness- oder medizinische Beratung dar. Wenn Sie medizinischen Rat einholen wollen, konsultieren Sie bitte eine qualifizierte Ärztin/einen qualifizierten Arzt oder eine Physiotherapeutin/einen Physiotherapeuten. Der Verlag und die Autor*innen haften für keine nachteiligen Auswirkungen, die in einem direkten oder indirekten Zusammenhang mit den Informationen stehen, die in diesem Buch enthalten sind.

Inhaltsverzeichnis

Geleitwort ... 7

Dieter Korfmann und Herbert Temmes ... 7

Dr. phil. Stephanie Woschek ... 8

Sport bei MS ... 10

Teufelskreis Immobilität ... 11

Warum Sport bei MS? ... 12

Wirkung auf die Gesundheit und Lebensqualität ... 13

Wirkung auf die Krankheitsprogression ... 13

Wirkung auf die Fatigue ... 14

Wirkung auf sekundäre Krankheitsfolgen ... 15

Wirkung auf das Immunsystem ... 15

Wirkung auf die Mobilität ... 16

Wirkung auf die Nerven ... 16

Exkurs: Neurotrophe Faktoren und MS ... 17

Aktives Selbstmanagement ... 18

Selbstwirksamkeit ... 18

Handlungsfähigkeit ... 20

Die Komm-vor-Zone ... 20

Motivation, Zielsetzung und Planung des Trainings ... 23

Erfolgsorientierter oder misserfolgsvermeidender Typ? ... 23

Von der einmaligen Handlung zum dauerhaften Sporttreiben ... 25

Welche Sportarten sind für Menschen mit MS geeignet? ... 25

Zielsetzung ... 28

Zwischenziele setzen ... 29

Vermeidungsstrategien ... 30

Trainingsplan zur Zielerreichung und Wenn-Dann-Pläne ... 32

Praktisches Beispiel zur Zielsetzung und Trainingsplanung ... 33

Trainingsplan ... 34

Trainingstagebuch ... 36

Koordinations-, Kraft-, Ausdauer- und Beweglichkeitstraining ... 37

Koordinationstraining ... 38

Varianzbasiertes Gangtraining ... 39

Wie sieht die Praxis aus? ... 40

Neue Reize setzen ... 41

Übungen Koordinationstraining ... 42

Varianzbasiertes Gangtraining ... 42

Dynamisches Gleichgewicht ... 46

Statisches Gleichgewicht ... 46

Tanzschritte ... 46

Übungen mit dem Ball ... 47

Hilfen bei Gang- und Laufübungen .. 47

Krafttraining ... 48

Woher kommt die Kraft? ... 49

Exkurs: Muskelfasern ... 49

Unterschiedliche Trainingsmethoden je nach Trainingsziel ... 50

Wie sieht die Praxis aus? ... 51
Hilfen beim Krafttraining ... 52
Übungen Krafttraining ... 53
Oberschenkelmuskulatur ... 53
Innere und äußere Beinmuskulatur ... 55
Gesäßmuskulatur ... 57
Schienbeinmuskulatur ... 58
Wadenmuskulatur ... 59
Muskelkettentraining (Ganzkörperspannung) ... 60
Bauchmuskulatur ... 62
Brustmuskulatur ... 64
Rückenmuskulatur ... 65
Schultermuskulatur ... 66
Nackenmuskulatur ... 66
Armmuskulatur ... 67

Ausdauertraining ... 69
Wie sieht die Praxis aus? ... 69
Intervalltraining ... 71
Exkurs: Hochintensives Intervalltraining (HIIT) ... 72
Übungen Ausdauertraining ... 73
Gehen, Walking, Nordic Walking oder Joggen ... 73
Gehen, Walking ... 74
Nordic Walking ... 74
Joggen ... 74
Dreieckslauf ... 75
Aerobic ... 75

Beweglichkeitstraining ... 76
Wie sieht die Praxis aus? ... 77
Übungen Beweglichkeitstraining (Dehnübungen) ... 78
Hintere Oberschenkel-, Rumpf- und Wadenmuskulatur ... 78
Vordere Oberschenkelmuskulatur ... 79
Schienbeinmuskulatur ... 79
Wadenmuskulatur ... 80
Innere Oberschenkelmuskulatur ... 80
Äußere Oberschenkel- und Gesäßmuskulatur ... 81
Bauchmuskulatur ... 81
Brustmuskulatur ... 82
Rückenmuskulatur ... 83
Schultermuskulatur ... 84
Armmuskulatur ... 84
Nackenmuskulatur ... 85

Allgemeine Trainingsgrundlagen ... 86
Leistungssteigerung ... 87
Regeln bei der Trainingsgestaltung ... 88
Do and Don't ... 90

Tipps zum Training ... 91

Weiterführende Literatur ... 96

Autor*innen ... 98

„Stärke kommt nicht von Gewinnen.
Du wächst an Deinen Herausforderungen.
Wenn Du auf Widerstände triffst und
Dich entscheidest dranzubleiben,
das ist Stärke."

Arnold Schwarzenegger (*1947)

Sport und Bewegung bei Multipler Sklerose

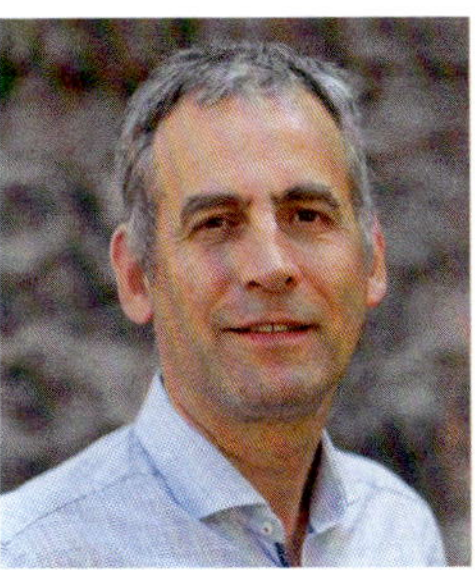

Dieter Korfmann
Geschäftsführer
DMSG-Landesverband
Rheinland-Pfalz e. V.

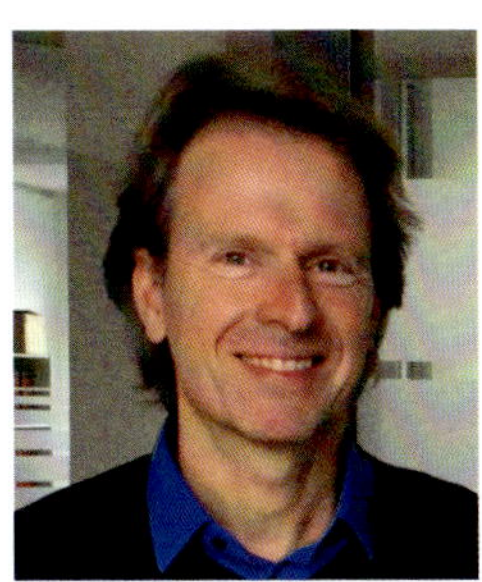

Herbert Temmes
Geschäftsführer
DMSG-Bundesverband
e. V.

Das vorliegende Buch soll Ihnen, liebe Leserin, lieber Leser, dazu dienen, sich einerseits grundlegend über die Erkrankung Multiple Sklerose und insbesondere über den aktuellen Stand der Wissenschaft zu Fragen von Sport und Bewegung bei Multipler Sklerose in allgemein verständlicher Form zu informieren und andererseits auch eine Handreichung sein, Übungen anhand ihrer Beschreibung, am besten nach einem bereits absolvierten Kurs, selbstständig weiterzuführen.

Die Krankheit Multiple Sklerose gilt als die Krankheit mit den tausend Gesichtern. Für Sie stehen zumeist die im Alltag spürbaren Symptome im Vordergrund, insbesondere, wenn diese nicht nur vorübergehend auftreten und dazu zählt auch häufig die Einschränkung der Mobilität.

Bewegung und insbesondere Sport ermöglicht, das eigene Wohlbefinden und die Lebensqualität zu verbessern und beugt zudem vielen Zivilisationskrankheiten wie Diabetes und Herz-Kreislauf-Erkrankungen vor.

Wir empfehlen allen denjenigen, die sich unsicher sind, wie viel Training für sie passend ist, die Teilnahme an einer sportorientierten Kompaktschulung bei Multipler Sklerose, kurz SpoKs. In einem solchen Trainingskurs werden nicht nur die theoretischen Grundlagen verständlich besprochen, sondern es werden vor allem auch gemeinsam Übungen ausgeführt, d. h. es wird gemeinsam trainiert.

Aus zahlreichen Kursen und den Rückmeldungen der Teilnehmer*innen wissen wir, dass viele überrascht sind, wie viel sie noch zu leisten vermögen, wie angenehm sie das Training und die damit verbundene Anstrengung empfunden haben und wie sehr viele auch gemerkt haben, dass sie noch mehr leisten können, als sie sich selbst zugetraut haben. Nicht zuletzt hat auch der Spaß in der Gruppe nicht gefehlt und dafür gesorgt, dass viele wieder die Lust zu trainieren zurückgewonnen haben.

Dieses Buch ist mit Mitteln der Aktion Mensch e. V. ermöglicht worden. Wir danken sehr für diese wichtige Unterstützung unserer Arbeit.

Wir wünschen dieser Broschüre eine zahlreiche Leserschaft, die das darin Beschriebene für sich nutzen kann und dem Projekt weiter viele aktive Teilnehmer*innen.

Dieter Korfmann
Geschäftsführer
DMSG-LV RLP e. V.

Herbert Temmes
Geschäftsführer
DMSG-BV e. V.

Sportorientierte Kompaktschulung bei Multipler Sklerose (SpoKs)

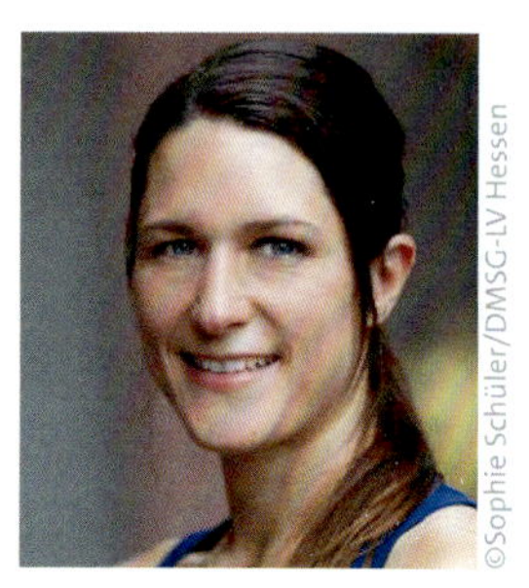
©Sophie Schüler/DMSG-LV Hessen

Dr. phil. Stephanie Woschek
SpoKs-Trainerin und Autorin des Buches

Die SpoKs ist eine sportorientierte Kompaktschulung für Menschen mit Multipler Sklerose (MS), die als Kooperationsprojekt der Hochschule Fresenius (Idstein), dem Sportwissenschaftlichen Institut der Universität des Saarlandes und den Landesverbänden Saarland und Rheinland-Pfalz der Deutschen Multiple Sklerose Gesellschaft (DMSG) ins Leben gerufen wurde.

Von 2015 – 2019 wurde SpoKs in elf Landesverbänden der DMSG durchgeführt und evaluiert sowie Ergebnisse publiziert. In diesen vier Jahren wurde SpoKs von der Gemeinnützigen Hertie-Stiftung im Rahmen von MitMiSsion gefördert. 2019 – 2021 wurde die SpoKs dann von der Aktion Mensch unterstützt und inmitten der Coronapandemie digital weiterentwickelt.

Viele Menschen mit MS wissen mittlerweile, dass Sport eine gesundheitsfördernde und therapeutische Maßnahme darstellt. Sowohl bei Gesunden als auch bei chronisch Erkrankten schützt regelmäßiges sportliches Training vor zahlreichen (Zivilisations-) Erkrankungen (z. B. Bluthochdruck, Übergewicht, Diabetes mellitus, Herzinfarkt, Krebs u. v. m.) und wird daher von der Weltgesundheitsorganisation (WHO) für Kinder, Jugendliche, Erwachsene, ältere Erwachsene und Erwachsene mit chronischen Erkrankungen empfohlen.

Darüber hinaus konnten zahlreiche Studien zu MS und Sport belegen, dass durch regelmäßige sportliche Aktivität Symptome wie Fatigue, Depression und Gang- und Gleichgewichtsstörungen reduziert sowie die körperliche und geistige Leistungsfähigkeit gesteigert werden können.

Regelmäßiges sportliches Training steigert die Lebensqualität, ermöglicht Teilhabe, verbessert die Bewältigung alltäglicher (Bewegungs-)Aufgaben, unterstützt die Teilnahme am sozialen Leben, ermöglicht Familienaktivitäten, Ausflüge mit Freund*innen und/oder das Ausüben einer beruflichen Beschäftigung. Neben den gesundheitsrelevanten Funktionen stellt Sport auch ein wichtiges soziales und kulturelles Element dar. Sport fördert Gemeinschaft, pflegt soziale Kontakte und bringt viel Spaß und Freude.

Dabei gibt es vielfältige Möglichkeiten, sich körperlich auszudrücken: von langsamen Körperübungen aus dem Yoga und dem Tai-Chi, über Mannschafts- und Individualsportarten wie Volleyball oder Leichtathletik bis hin zum Kontaktsport. Das (breiten-) sportliche Angebot in Deutschland scheint überwältigend, doch reicht eine pauschale Empfehlung zu Sport und Bewegung aus?

Aus neurobiologischer und trainingstherapeutischer Sicht macht es einen Unterschied, was, wie und mit welcher Dosierung trainiert wird. Es ist wichtig, dass Menschen mit MS nicht nur an einem pauschalen Sportprogramm teilnehmen, sondern dass ihnen Wissen und Kompetenzen zu einem selbstständigen Training vermittelt werden und sie Experten ihres individuellen Sportprogramms werden.

Mit SpoKs möchten wir Menschen mit MS sowie ihren Angehörigen, Partner*innen und Freund*innen den Zugang zu Sport und einem gesundheitsorientierten Training ermöglichen und damit einen wichtigen Beitrag zur Teilhabe leisten.

Unsere Ziele bei der SpoKs sind:

- Menschen mit MS (und deren nicht-betroffene Begleitpersonen) in Theorie und Praxis auszubilden,
- auf Besonderheiten bei Sport mit Multipler Sklerose hinzuweisen,
- Trainingsgrundlagen und -kompetenzen zu vermitteln,
- Selbstmanagement-Kompetenzen zu fördern (Barrieren, Förderfaktoren und Knock-out-Kriterien identifizieren und Problemlöse-Strategien entwickeln).

Letztgenanntes ist wichtig, da nicht nur die Inhalte und Dosierungen von Trainings- oder Therapieeinheiten selbst, sondern auch Umweltfaktoren wie Rahmenbedingungen, Alltagsanforderungen, Stress und Regenerationsperioden einen maßgeblichen Einfluss darauf haben, ob Training langfristig zum Erfolg führt oder nicht.

Kurzum: Ziel der SpoKs ist es, allen Teilnehmer*innen ein selbstgesteuertes und nachhaltiges Training über die Schulung hinaus zu ermöglichen.

Ich möchte mich bei allen Teilnehmer*innen von SpoKs aus den letzten Jahren bedanken, die mit dem Team SpoKs geschwitzt, gelacht und gelernt haben, die für die wissenschaftliche Begleitung ihr Bestes in motorischen und kognitiven Tests gegeben, unermüdlich und gewissenhaft Fragebögen ausgefüllt und zur steten Weiterentwicklung von SpoKs beigetragen haben. Darüber hinaus danke ich der DMSG, denn ohne die vielen DMSG-Mitarbeiter*innen, die sich für SpoKs begeistern, die Schulungen in ihren Verbänden anbieten und bei der Umsetzung unterstützen, könnten wir so viele Menschen mit MS nicht erreichen.

Abschließend wünsche ich Ihnen, liebe Leser*innen, viel Freude an Ihrem individuellen Training und hoffe, das vorliegende Trainingsbuch wird Ihnen ein hilfreicher Begleiter sein.

Stephanie Woschek
SpoKs-Trainerin und Autorin

Sport bei MS

Dass Sport eine positive Wirkung hat, ist schon lange wissenschaftlich belegt. Dies muss nicht gleich bedeuten, dass Sie Leistungssport ausüben sollen – auch wenn es durchaus an MS erkrankte Leistungssportler gibt. Sport soll in erster Linie Wohlbefinden erzeugen. Die Wirkung von Sport entfaltet sich dann besonders gut, wenn man es wie ein Medikament zu sich nimmt: in regelmäßigen Abständen und gut dosiert. Dabei ist nicht jede Form von Sport für jeden Menschen mit MS gleich geeignet. Es gibt einige Sport- und Bewegungsformen, die alle ausführen können und solche, die für Menschen mit MS besonders effektiv sind.

Wer richtig trainiert, kann viel bewirken. Ziel dieses Buchs ist es, Sie zum selbstständigen Sporttreiben anzuleiten. Es erläutert die theoretischen und praktischen Hintergründe von Training und den unterschiedlichen Trainingsformen sowie deren Wirkmechanismen. Außerdem werden Ihnen Handlungsfähigkeiten im Sport vermittelt, und Ihre Selbstwirksamkeit wird gestärkt. Mit diesem Wissen können Sie sich selbst helfen und den Krankheitsverlauf aktiv und positiv beeinflussen.

Alle Übungen aus diesem Buch sind ohne großen Aufwand durchführbar. Sie sind nicht an eine Trainingsstätte gebunden, sondern können zu Hause oder in der Natur praktiziert werden. Ebenso erfordern die Übungen keine speziellen Geräte oder Materialien, sondern höchstens ein flexibles Gymnastikband und eine Gymnastikmatte oder einen Teppich als Untergrund. Je nach Ausmaß der Mobilitätseinschränkung ist das Training ohne Hilfestellung ausführbar. Wer stärker körperlich eingeschränkt ist, kann Freund*innen oder Familienmitglieder um Unterstützung bitten.

Weiterhin erfahren Sie Methoden, die zu einer dauerhaften Bindung an den Sport verhelfen. So können langfristige Ziele und Erfolge erreicht werden.

Bitte beachten Sie:

Die Voraussetzungen zur Durchführung der Übungen sind eine gewisse Steh- und Gehfähigkeit. Sie sollten in der Lage sein, mit Hilfe (entweder Rollator oder Hilfspersonen) wenige Schritte gehen zu können. Viele Übungen sind so modifizierbar, dass sie auch im Sitzen durchgeführt werden können. Ebenso empfehlen wir Ihnen unbedingt, sich vor Beginn eines Trainings von Ihrem Arzt auf Sporttauglichkeit testen zu lassen.

Wenn Sie Symptomverschlimmerungen während des Trainings feststellen, besteht zunächst kein Grund zur Sorge. Ihr Körper kann auf die starke Erhitzung kurzfristig mit dem sogenannten Uhthoff-Phänomen reagieren. Dies verschwindet in der Regel spätestens nach 24 Stunden wieder. Trotzdem ist es immer wichtig, dass Sie auf die Zeichen Ihres Körpers achten und gegebenenfalls etwas an Ihrem Training verändern.

Teufelskreis Immobilität

Lange Zeit wurde Menschen mit MS davon abgeraten, Sport zu treiben, da sie sich ihre ohnehin schon verminderte Energie und Kräfte zur Alltagsbewältigung aufsparen sollten. Außerdem nahm man an, dass sich Sport ungünstig auf den Krankheitsverlauf auswirkt, da einige Erkrankte beim Sporttreiben unter dem Uhthoff-Phänomen litten.

Aufgrund dieser Fehlinformationen treiben bis heute immer noch weniger Menschen mit MS Sport als gleichaltrige Gesunde.

So ist es nicht verwunderlich, dass Menschen mit MS viel häufiger an Begleiterkrankungen wie Adipositas, Diabetes mellitus, Osteoporose und kardiovaskulären (Herz und Gefäße betreffenden) Folgeerkrankungen leiden. Folglich nehmen die Fähigkeiten Ausdauer, Kraft, Koordination und Beweglichkeit weiter ab.

Dieser **Teufelskreis** muss durchbrochen werden, um eine rapide Krankheitsverschlechterung mit all ihren physischen und psychischen Folgen zu verhindern.

Heute weiß man, dass Sport eine wichtige Therapiemaßnahme ist, die den Krankheitsverlauf positiv beeinflusst und keinerlei negative Auswirkungen auf den Verlauf der Krankheit hat. Alle können Sport machen und das sportliche Training eigenständig „dosieren“, wenn das nötige Wissen und Kompetenzen vorhanden sind.

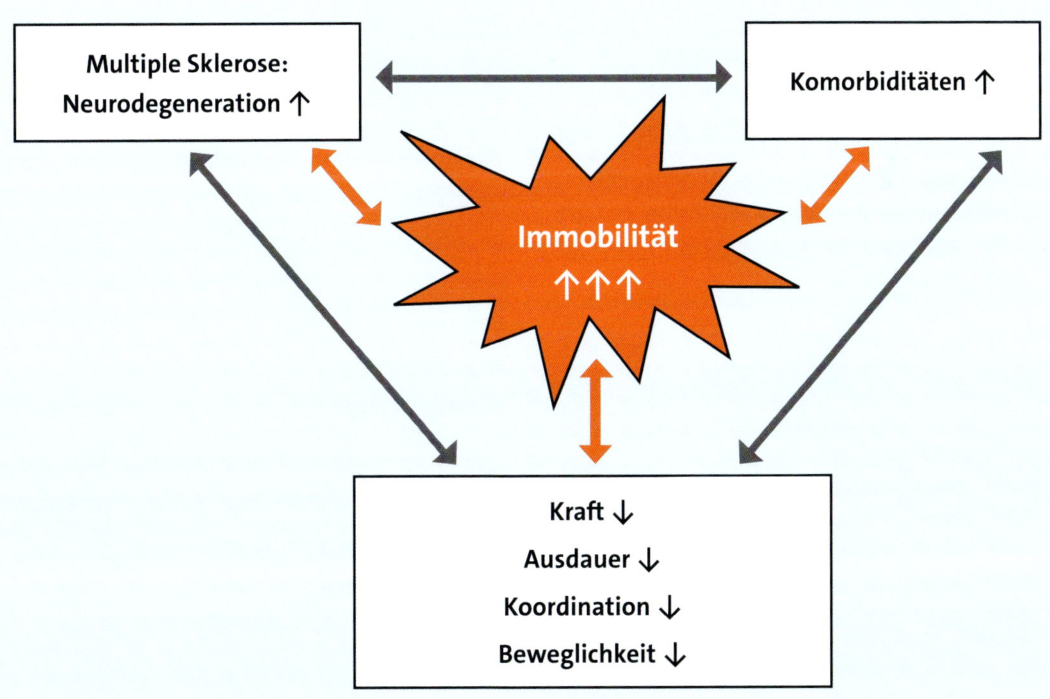

Abbildung 1: Teufelskreis Immobilität

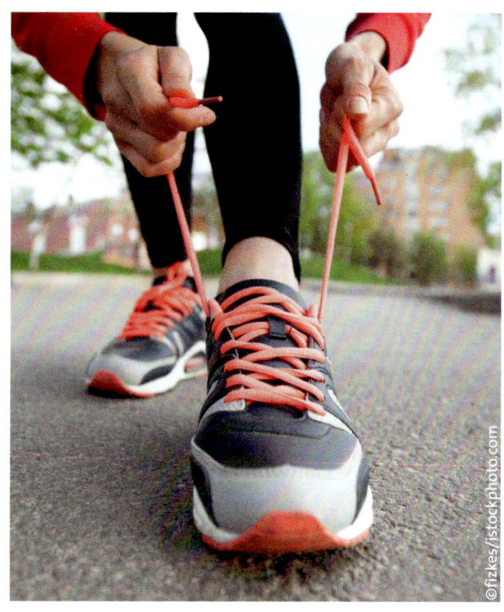
©fizkes/istockphoto.com

Nur wer versteht, warum Sport wichtig ist, und weiß, wie man richtig trainiert, wird sich langfristig an den Sport binden. Für Menschen mit MS gibt es ein großes Angebot an bewegungstherapeutischen Maßnahmen (Vojta, Bobath, therapeutisches Reiten u. v. m.), die einigen Menschen zwar helfen, bei denen der genaue Wirkmechanismus allerdings nicht vollständig geklärt ist und der therapeutische Nutzen nicht immer belegt ist.

Als Mensch mit MS sollte man sich von folgendem Leitsatz verabschieden: „Viel hilft viel". Wir erleben in unseren Diskussionsrunden bei SpoKs oft, dass viele Teilnehmer*innen eine mit Therapieterminen vollgepackte Woche absolvieren. Manchmal ohne genau zu wissen, welche Therapie welches Ziel verfolgt und wie sich die vielen einzelnen Therapiemaßnahmen gegenseitig beeinflussen. Um gezielt etwas bewirken zu können, muss man wissen, wie und was die Maßnahme im Körper bewirkt. Dann reicht unter Umständen eine einzige wirksame Maßnahme aus, um positiv dem Krankheitsverlauf entgegenzuwirken.

Wer die Ursachen- und Wirkungszusammenhänge versteht, baut Unsicherheiten ab und erhöht zusätzlich seine Selbstwirksamkeit. Und diese fördert wiederum das eigenständige Handeln.

Warum Sport bei MS?

Zahlreiche Untersuchungen zeigen, dass sich regelmäßig durchgeführtes sportliches Training positiv auf die Motorik, die körperliche Leistungsfähigkeit, die Symptomatik und die Lebensqualität auswirken kann. Aufgrund von initiierten neurobiologischen und immunologischen Prozessen kann Sport zudem einen maßgeblichen positiven Einfluss auf den Krankheitsverlauf nehmen.

Zusätzlich zum Trainingserfolg und der Leistungsverbesserung können positive Erfahrungen hinsichtlich dem eigenen Selbstkonzept, der Selbstwirksamkeit, der Ressourcenorientierung, der Krankheitsbewältigung und der Gruppendynamik gesammelt werden.

SpoKs ermöglicht Menschen mit MS und ihren Angehörigen einen Zugang zu Sport und einem gesundheitsorientierten Training, trotz eventuell vorliegender motorischer oder auch kognitiver Einschränkungen, die Multiple Sklerose mit sich bringen kann. Damit leistet SpoKs einen wichtigen Beitrag zur Teilhabe.

Tabelle 1: Effekte von Sport bei Menschen mit MS

Fortschreiten der Krankheit ↓
Komorbiditäten ↓ (Diabetes, Herz-Kreislauf-Erkrankungen, Osteoporose, Arthrose)
Lebensqualität ↑ (Symptome ↓: z. B. Schmerz ↓, Vitalität ↑, soziale Interaktion ↑)
Fatigue ↓ (Erschöpfungs-/Regenerationsphasen verkürzen sich)
Ausdauer, Kraft, Koordination & Beweglichkeit ↑ (Verbesserung der Mobilität, Verminderung und Prävention von Fehlhaltungen)
Stimmung ↑ (Senkung des Risikos, an einer Depression zu erkranken)
Selbstwirksamkeit und Selbstbewusstsein ↑
Kognitive Funktionen ↑
Sterberisiko ↓
Immunsystem ↑ (Verschiebung der Immunfunktionen vom Pathologischen zum Physiologischen)
Nervenfunktionen ↑ (Freisetzung Neurotropher Faktoren)

Wirkung auf die Gesundheit und Lebensqualität

Sport schützt vor der Entstehung von **Begleiterkrankungen** wie Osteoporose, Arthrose, Herz-Kreislauf-Erkrankungen und Diabetes, die häufig bei Menschen mit MS aufgrund verringerter körperlicher Aktivität entstehen können.

Das Fernbleiben von Begleiterkrankungen und eine erhöhte Mobilität steigern auch die **Lebensqualität**. Untersuchungen zeigen, dass trainierte Menschen mit MS eine höhere Lebensqualität aufweisen als untrainierte. Viele weitere Studien belegen die Verbesserung der Lebensqualität durch sportliche Aktivität.

Des Weiteren ist wissenschaftlich belegt, dass vor allem Ausdauertraining die Stimmung verbessert. Eine Studie konnte zeigen, dass ein viermonatiges körperliches Training eine vergleichbare Wirkung auf **depressive Symptome** wie eine psychopharmakologische Behandlung hat.

Wirkung auf die Krankheitsprogression

Sport löst weder Schübe aus, noch führt er zu einer langfristigen Verschlimmerung der Symptome. Bis heute gibt es keinen wissenschaftlichen Hinweis darauf, dass sich Sport – egal wie intensiv – negativ auf den Krankheitsverlauf bei MS auswirkt!

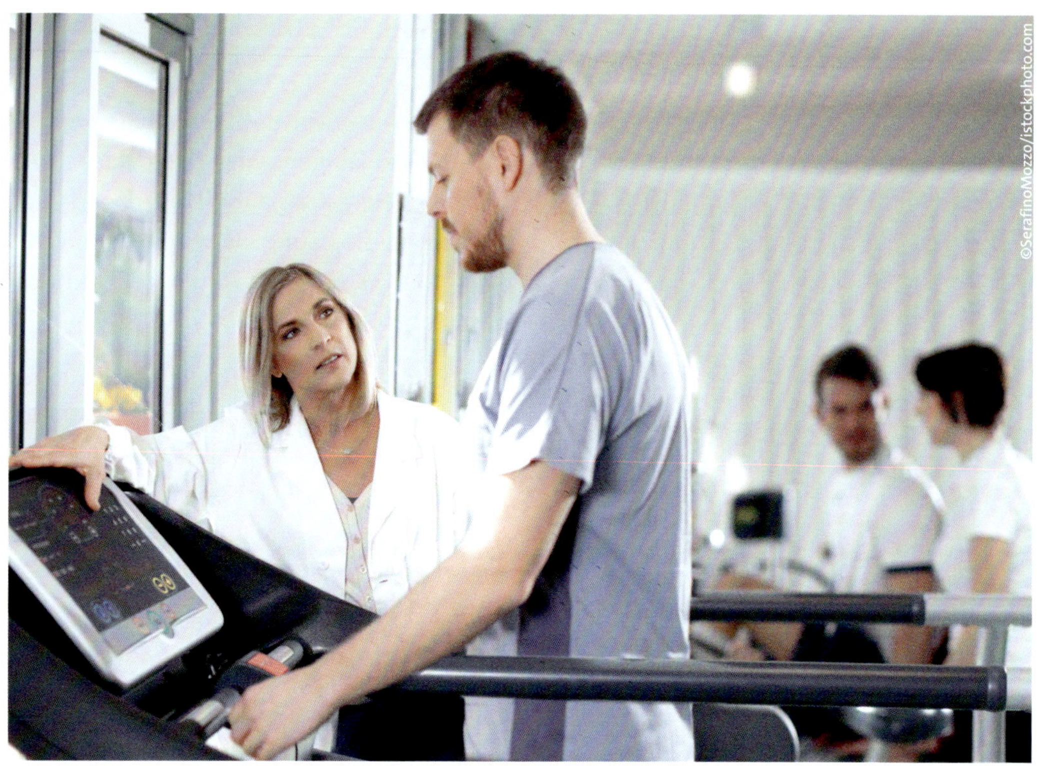
©SerafinoMozzo/istockphoto.com

Zahlreiche Studien über MS und Sport konnten keine negativen Auswirkungen von Sport auf den Krankheitsverlauf feststellen. Es gibt bisher keinen Hinweis darauf, dass Sport, unabhängig von Intensität, Dauer und Häufigkeit, Schübe auslöst oder Faktoren wie Schubrate oder Schubschwere negativ beeinflusst. Gezieltes Training **verhindert zusätzlich ein Fortschreiten** der Krankheit.

Da MS eine chronische degenerative Erkrankung ist, bei der die Mobilität und auch die Lebensqualität im Laufe der Zeit abnimmt, hilft Sport, dem voranschreitenden Verlust der **Mobilität und Lebensqualität** entgegenzuwirken. Dabei muss nicht unbedingt eine Verbesserung der Leistungsfähigkeit eintreten, aber zumindest wird das Fortschreiten der Krankheit verlangsamt.

Wirkung auf die Fatigue

Ebenfalls scheint Sport sich positiv auf die Fatigue auszuwirken. Mehrere Studien belegen diesen Effekt. Das Ausmaß der körperlichen Aktivität und das Ausmaß der Fatigue sind eng miteinander verknüpft. Je stärker die Fatigue ist, desto weniger ausgeprägt ist die körperliche Aktivität. Allerdings ist die **Fatigue geringer, je intensiver die sportliche Aktivität** ist. Dies bedeutet, dass sich Personen, die unter einer schlimmen Fatigue leiden, dazu motivieren sollten, ein sportliches Training zu beginnen, um die Fatigue-Symptomatik zu verringern.

So ähnlich verhält es sich mit der **Symptomausprägung**. Je mehr Symptome man hat, desto weniger Sport treibt man. Die betroffenen Personen haben zudem meist eine geringere **Selbstwirksamkeit**. Es besteht allerdings ein positiver Zusammenhang zwischen Sport und der Selbstwirksamkeit. Je höher die Selbstwirksamkeit ist, desto mehr Sport wird getrieben und je mehr Sport getrieben wird, desto besser gelingt der Umgang mit der eigenen Symptomatik.

Damit man Sport treiben kann muss man einerseits dafür sorgen, dass die Symptome reduziert werden, andererseits wirkt sich Sport wiederum positiv auf die Symptome aus. Dies schafft einen zusätzlichen Anreiz, mithilfe von regelmäßigem Training langfristig die Symptome zu reduzieren und damit die Lebensqualität zu verbessern.

Wirkung auf sekundäre Krankheitsfolgen

Sekundäre Krankheitsfolgen wie Fehlhaltungen, die durch eine geschwächte Muskulatur oder durch Lähmungen entstehen, können ebenfalls durch ein sportliches Training vorgebeugt oder vermindert werden.

Oft erleichtern Fehlhaltungen den Betroffenen das Gehen, allerdings können sie auch zu orthopädischen Problemen in den Gelenken führen (z. B. Rückenschmerzen, Abnutzung eines Gelenks). Ein gezieltes Krafttraining kann dabei helfen, die Muskulatur so aufzubauen, dass die **Fehlhaltungen** wieder korrigiert werden.

Auch die Gelenke werden durch regelmäßige Bewegung vor Arthrose geschützt. Ausdauertraining wirkt Herz- und Gefäßkrankheiten sowie Krebs und Diabetes entgegen.

Wirkung auf das Immunsystem

Die Wirkung von Sport auf das Immunsystem bei Menschen mit MS wurde noch nicht ausreichend untersucht. Generell wirkt sich Sport (vor allem moderates Ausdauertraining) bei allen Menschen positiv auf das Immunsystem aus. Während einer körperlichen Aktivität steigt die Lymphozytenzahl deutlich an, fällt allerdings nach dem Training unter das Ausgangsniveau zurück. Dieser Zustand der verschlechterten Immunleistung hält, je nach Trainingsdauer und -intensität, zirka 24 Stunden an. Dieses Zeitfenster wird als „Open Window“ bezeichnet, da in dieser Zeit das Immunsystem geschwächt ist und man anfälliger für Infektionen ist. Nach diesem Zeitfenster steigert das Immunsystem seine Leistungsfähigkeit wieder.

Für Menschen mit MS gibt es erste Hinweise auf eine **positive Verschiebung des Immunsystems** durch Sport von einer pathologischen (krankhaften) zu einer physiologischeren (gesunden) Funktionsweise. Untersuchungen haben belegt, dass trainierte Menschen mit MS und Gesunde eine ähnliche Immunantwort haben.

In einer weiteren Untersuchung konnte bestätigt werden, dass untrainierte Menschen mit MS eine geringere Zytokinproduktion als Gesunde aufweisen. Bereits nach einem zehnwöchigen Bewegungstraining näherten sich die Werte jedoch denen von Gesunden an. Somit ist anzunehmen, dass sich Sport **positiv auf die Immunreaktion** bei Menschen mit MS auswirkt.

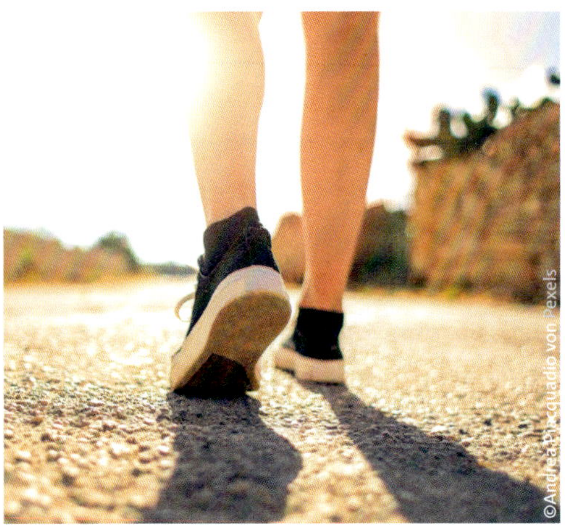

Wirkung auf die Mobilität

Sport wirkt sich je nach Trainingsform positiv auf die einzelnen sportmotorischen Fähigkeiten wie Ausdauer, Kraft, Koordination und Beweglichkeit aus. Durch eine Verbesserung der einzelnen Fähigkeiten wird die Funktions- und Leistungsfähigkeit des Körpers erhöht. Dies bedeutet für Menschen mit MS, dass sie ihre Mobilität erhöhen, was zu einer viel größeren Freiheit im Alltag führt.

Durch eine **Kräftigung der Muskeln** kann die Stand- und Gehfähigkeit gesteigert werden. Eine verbesserte **Koordination** führt dazu, dass man das Gleichgewicht im Stand und während des Gehens besser halten kann. Durch die Kombination von **Ausdauer, Kraft und Koordination** wird demnach der Gang verbessert. Dies zeigt sich in einem physiologischeren Gangmuster, einer verlängerten Gehstrecke und einer gesteigerten Gehgeschwindigkeit. Durch ein **Beweglichkeitstraining** kann man Spastiken verringern und Kontrakturen vorbeugen. Eine gute Beweglichkeit macht außerdem mobiler.

Wirkung auf die Nerven

„Use it or lose it!“ „Wer rastet, der rostet!“ Diese Sprichwörter sollten wir uns alle zu Herzen nehmen – ob chronisch krank oder nicht. Mit jeder Schonung verlieren Sie an Funktions- und Leistungsfähigkeit. Sport hilft, die nötigen Strukturen zu erhalten und aufzubauen.

Sport beugt der **Neurodegeneration** (Nervenabbau) vor und bewirkt sogar eine **Neuroprotektion** (schützende Wirkung), indem Nervenverknüpfungen gefestigt und Neurotrophe Faktoren (= Nervenwachstumsfaktoren; NF) ausgeschüttet werden.

Immobilität dagegen fördert die Neurodegeneration. Die ohnehin schon verminderte Produktion von NF wird weiter verringert. Nervenverknüpfungen, die nicht mehr gebraucht werden, lösen sich auf und die ungenutzten (oft noch gesunden) Nerven sterben ab.

Die **NF-Produktion** kann durch regelmäßige Bewegung gesteigert werden. Vor allem rhythmische, reflexbasierte und körpergewichttragende Bewegungen wie Laufen steigern die NF-Produktion. Ständig neue Reize sind ebenfalls wichtig für die NF-Produktion.

Reize, an die sich der Körper gewöhnt hat, bewirken keine weitere Anpassung. Daher sollte das Training vielfältig gestaltet werden.

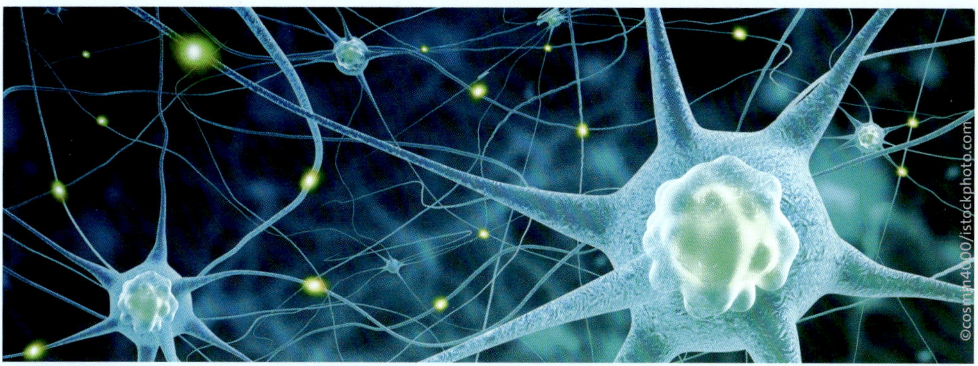

Exkurs:

Neurotrophe Faktoren und MS

Bewegungsreize aktivieren die Nerven. Dies schützt vor einem Abbau der Nerven, denn nichtaktive Nerven werden nach einiger Zeit vom Körper abgebaut. Werden Nerven aber aktiviert, führt dies zu einer Ausschüttung von Nervenwachstumsfaktoren, den sogenannten **Neurotrophen Faktoren (NF)**. Diese schützen vor dem Abbau der Nervenzelle, stärken die Nervenverbindungen und leiten Reparationsmechanismen ein.

Es gibt verschiedene Arten von NF. Ein wichtiger Faktor ist der Brain-derived-neurotrophic factor (BDNF). Er wird nicht nur von Nervenzellen produziert, sondern auch von Immunzellen. Bewiesen ist, dass Menschen mit MS eine geringere BDNF-Konzentration im Körper aufweisen als Gesunde. Nach einem Schub ist jedoch die BDNF-Konzentration gesteigert, was vermuten lässt, dass BDNF als Nervenwachstumsfaktor an den Reparaturmechanismen der Nerven nach einem Schub beteiligt ist. Hingegen zeigen diejenigen, die sich nicht vollständig von einem Schub erholt haben, eine verminderte NF-Produktion in ihrer entzündlichen Phase gegenüber denjenigen, die sich vollständig erholt haben. Einige Autoren spekulieren, dass die Fähigkeit der Immunzellen, NF zu produzieren, im Krankheitsverlauf nachlässt und somit das Fortschreiten der Krankheit begünstigt wird. Dies würde erklären, warum die Symptome im schubförmig progredienten Krankheitsverlauf immer weiter zunehmen.

In Tierexperimenten konnte bereits gezeigt werden, dass regelmäßiges Ausdauertraining eine **vermehrte Freisetzung** von NF (BDNF) bewirkt. Auch wurde die jeweilige NF-Freisetzung bei verschiedenen Bewegungen (Stehen, Schwimmen und Laufen) untersucht. Laufen führt zur höchsten NF-Freisetzung. Die effektivsten Bewegungen, bei denen NF produziert werden, sind rhythmische, reflexbasierte und körpergewichttragende Bewegungen, so wie das Laufen oder Gehen.

Aktives Selbstmanagement

MS ist eine chronische Erkrankung. Die Symptome der MS sind anfangs meist nur gering ausgeprägt und treten während eines Schubs auf. Nach einem Schub bilden sich die Symptome oft ganz oder teilweise wieder zurück. Mit der Zeit können sich die Symptome allerdings auch verstärken, beispielsweise bilden sich die Symptome dann nach einem Schub vielleicht nicht mehr vollständig zurück oder es kommen neue Beschwerden hinzu.

Der chronische Krankheitsverlauf wird, neben der Krankheit an sich, positiv oder negativ durch Faktoren wie Lebensweise (z. B. Rauchen, Bewegungsmangel, Ernährung, Stress), Umwelteinflüsse (z. B. Hygiene, Strahlung, Viren) sowie körperliche Faktoren (z. B. Gene) beeinflusst.

Da die Ursache von MS noch unbekannt ist und die medikamentöse Therapie nicht bei allen gut anschlägt, ist es notwendig, mit dieser Krankheit so gut wie möglich zu leben. Hier sind Sie angesprochen. Sie leben Tag und Nacht mit Ihrer Krankheit und kennen sich und Ihre Krankheit am besten. Menschen mit MS erleben die Krankheit unterschiedlich und reagieren verschieden auf Therapien. Wenn Sie selbst Expert*in für Ihre Krankheit werden, können Sie selbst entscheiden, welche Therapien und/oder Verhaltensweisen gut oder schlecht für Sie sind.

Der Weg dahin erfordert Eigenständigkeit sowie verschiedene Kompetenzen und Handlungsfähigkeit. Diese werden zum Teil in der Theorie und zum Teil durch das Sammeln von Erfahrungen gewonnen. Sie helfen Ihnen dabei, Ratschläge des Fachpersonals, z. B. von Ärzt*innen und Therapeut*innen, in Ihr Leben zu integrieren, aber auch neue unerwartete Situationen besser zu bewältigen. Dabei entscheiden Sie selbst und tragen gleichzeitig mit Verantwortung. Man nennt das eigene Leiten der Krankheit auch **Selbstmanagement**.

Zum selbstständigen Managen Ihrer Krankheit brauchen Sie eine hohe **Selbstwirksamkeit und Handlungsfähigkeit**.

Selbstwirksamkeit

Definition: Selbstwirksamkeit

Die Überzeugung einer Person, in der Lage zu sein, ein bestimmtes Verhalten mithilfe eigener Ressourcen organisieren und ausführen zu können, insbesondere in Situationen, die neue, unvorhersehbare, schwierige oder stressreiche Elemente enthalten.

Menschen mit einer hohen Selbstwirksamkeit fühlen sich fähig, selbst etwas an ihrem Zustand ändern zu können. Besonders in Situationen, die neue, unvorhersehbare, schwierige oder stressreiche Elemente enthalten, ist eine hohe Selbstkompetenz gefragt. Je höher die Selbstwirksamkeitserwartung ist, desto eher kann man ein Ziel erreichen, da man davon überzeugt ist, dass man das Ziel erreichen kann.

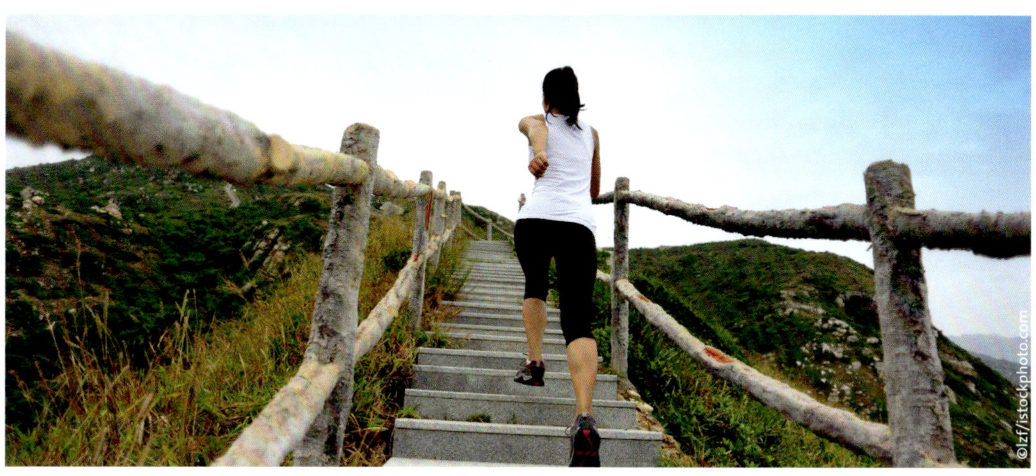
©lzf/istockphoto.com

Andererseits können überfordernde Probleme und Problemsituationen auch Zustände von Unsicherheit, Verzweiflung und Kontrollverlust auslösen. Diese reduzieren das Selbstsicherheitsgefühl, die positive Stimmung, das Gefühl von Energie und die Erfolgszuversicht. Plötzlich fühlt man sich der Aufgabe nicht mehr gewachsen und zieht sich zurück.

Um diesen Kontrollverlust über eine Situation zu verhindern, muss man diesen **schwer kontrollierbaren Ereignissen entgegenwirken**. Das kann man tun, indem man einige Ereignisse, die möglicherweise eintreten können, aufschreibt und sich auf sie vorbereitet. Dazu kann man für die möglichen Hindernisse schon vorab Lösungsansätze ausarbeiten.

Natürlich kann nicht jeder Fall vorhergesehen werden, aber es können allgemeine Vorbereitungen getroffen werden. Zum Beispiel können Sie Informationen über potenzielle Hilfen einholen, Überlegungen treffen, wie Sie Ihre Wohnung für den Notfall barrierefrei gestalten können und wie Sie Ihren Körper im Vorfeld bestmöglich für diese Situation stärken.

Ein schwer kontrollierbares Ereignis wäre zum Beispiel ein Schub, durch den sich das Gangbild stark verschlechtert. Dieser Situation ist man hilflos ausgeliefert. Ein Lösungsansatz hierfür wäre, dass man vorab seine Muskulatur trainiert und damit ein besseres Ausgangsniveau hat als ohne Training. Der Schub verschlechtert zwar das Gangbild, aber dadurch, dass der Körper vorher leistungsfähiger war, kann das Ausmaß der Verschlechterung geringer gehalten werden.

Sport und Training helfen, den Zustand der MS etwas zu stabilisieren und geben Selbstvertrauen und Mut, weiterzumachen.

Neben der reinen Überzeugung, dass man etwas an seiner Situation ändern kann, braucht man aber auch das nötige Wissen und Handwerkszeug, wie man die Situation ändern kann. Diese Fähigkeit wird auch **Handlungsfähigkeit** genannt.

Handlungsfähigkeit

Definition: Handlungsfähigkeit

Handlungsfähigkeit heißt, dass man bestimmte Fähigkeiten und Fertigkeiten kennt und diese in einer bestimmten Situation auch einsetzen kann, um ein gewünschtes Verhalten erfolgreich umzusetzen.

Die pauschale Empfehlung zu mehr Sport haben wir alle schon oft gehört und/oder gelesen. Aber was soll ich tun? Wie oft? Wie intensiv? Die Sportempfehlung erscheint gerade in der Situation paradox, wenn der eigene Körper plötzlich sichtbare oder unsichtbare Einschränkungen und/oder Schwächen aufzeigt. Für diejenigen, die schon immer Sport getrieben haben, werden mit der Diagnose MS die Fragen nach Dosierung, Übungsauswahl etc. viel bedeutsamer. Und wer noch nie im Leben viel oder gerne Sport getrieben hat, weiß gar nicht, wie und was man überhaupt tun soll. Ihre Handlungsfähigkeit in Bezug auf Sport ist damit also gering.

Bei der Teilnahme an einer sportorientierten Kompaktschulung (SpoKs) werden Ihnen Theorie und Praxis vermittelt, z. B. wie viel und was Sie tun können. Indem Sie viele Dinge ausprobieren und selbst durchführen, lernen Sie immer wieder neue Fähigkeiten und Fertigkeiten kennen. Allerdings bedeutet manchmal das Betreten von neuen unbekannten Situationen eine Herausforderung. Schließlich weiß man nicht, was auf einen zukommt und wie man sich verhalten soll. Zu diesem Schritt ins Unbekannte gibt es das **„Komm-vor-Zonen-Modell“**.

Die Komm-vor-Zone

Jeder Mensch hat eine „Komm-vor-Zone“ (bzw. Komfortzone). In dieser Zone fühlt er sich wohl, dort kennt er sich aus. Um diese Zone herum befinden sich das Unbekannte, neue Aufgaben, Herausforderungen und Herzenswünsche.

Kommt man nun „vor“ und überschreitet seine „Komm-vor-Zone“, gibt es zwei Möglichkeiten:

1. Man bewältigt die Aufgabe, hat ein gutes Gefühl und ist stolz. Durch diese Lernerfahrung kommt es zu einem persönlichen Wachstum und man hat seine „Komm-vor-Zone“ um ein Stückchen erweitert.
2. Die Herausforderung war zu groß, man hat es nicht geschafft. Entweder man sagt sich: „Okay, das war dieses Mal zu viel, aber vielleicht schaffe ich es zu einem anderen Zeitpunkt“. So zieht man das Positive aus der Situation und sieht den Fehler als Lernchance. Menschen mit einer geringen Selbstwirksamkeit bewerten den Misserfolg dagegen negativ und sehen den Grund in einem Mangel der eigenen Fähigkeiten. Dies senkt die Motivation, die Aufgabe noch einmal zu probieren.

Es kann allerdings auch sein, dass die Herausforderung zu weit weg von der eigenen „Komm-vor-Zone“ im Panikbereich lag.

In diesem Fall sind die negativen Gefühle und die Angst so stark, dass man sich noch weiter in die „Komm-vor-Zone" zurückzieht und diese sogar wieder verkleinert.

Aus diesem Grund sollte man zwar mutig sein, die rote Linie der „Komm-vor-Zone" zu überschreiten, aber nicht zu übermütig werden. Traut man sich immer wieder einen Schritt aus der „Komm-vor-Zone" heraus, kann man diese nach und nach erweitern.

So kann man seinen Handlungsbereich ständig vergrößern. Die persönlichen Erfolge bringen Energie, Selbstbewusstsein sowie Selbstwirksamkeit und motivieren zum weiteren Handeln.

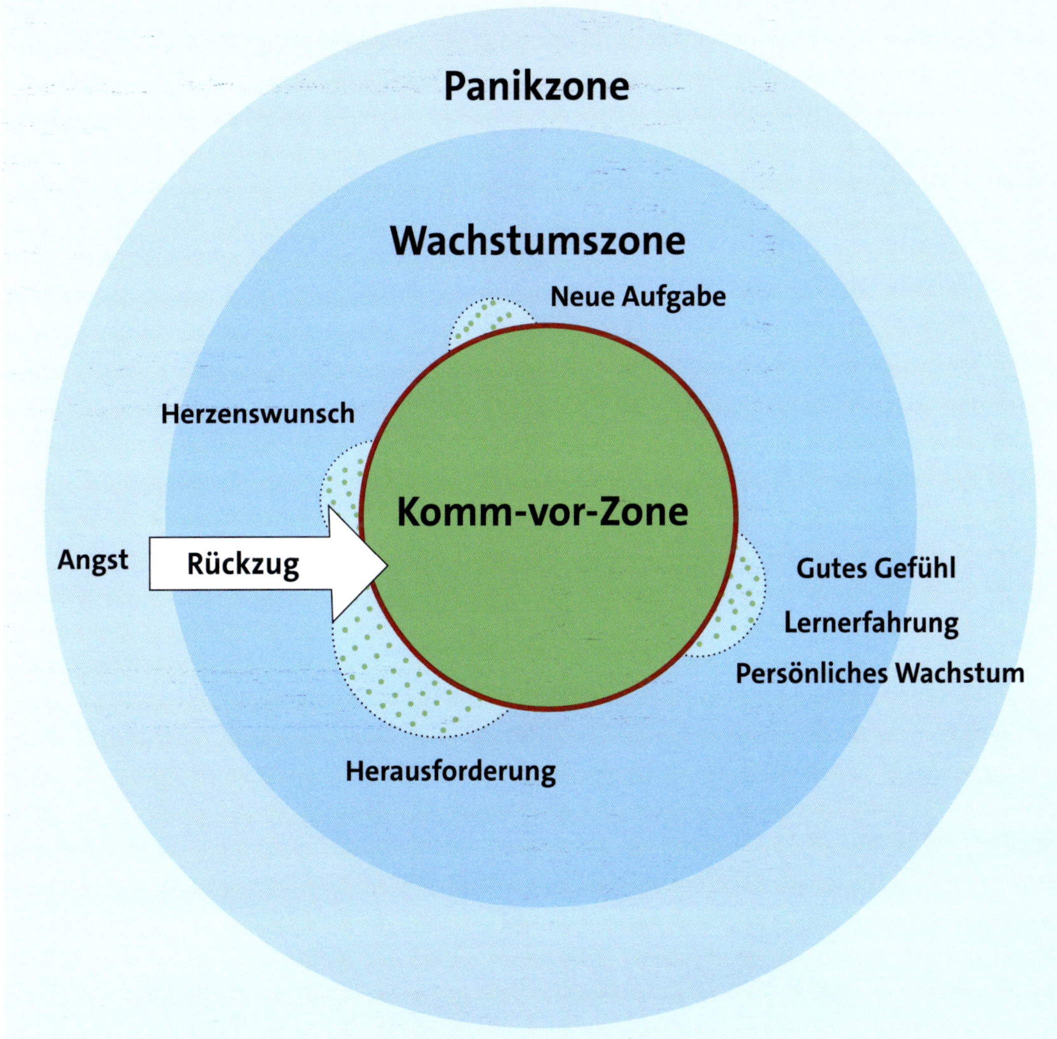

Abbildung 2: Komm-vor-Zonen Modell (modifiziert nach Senninger, 2004)

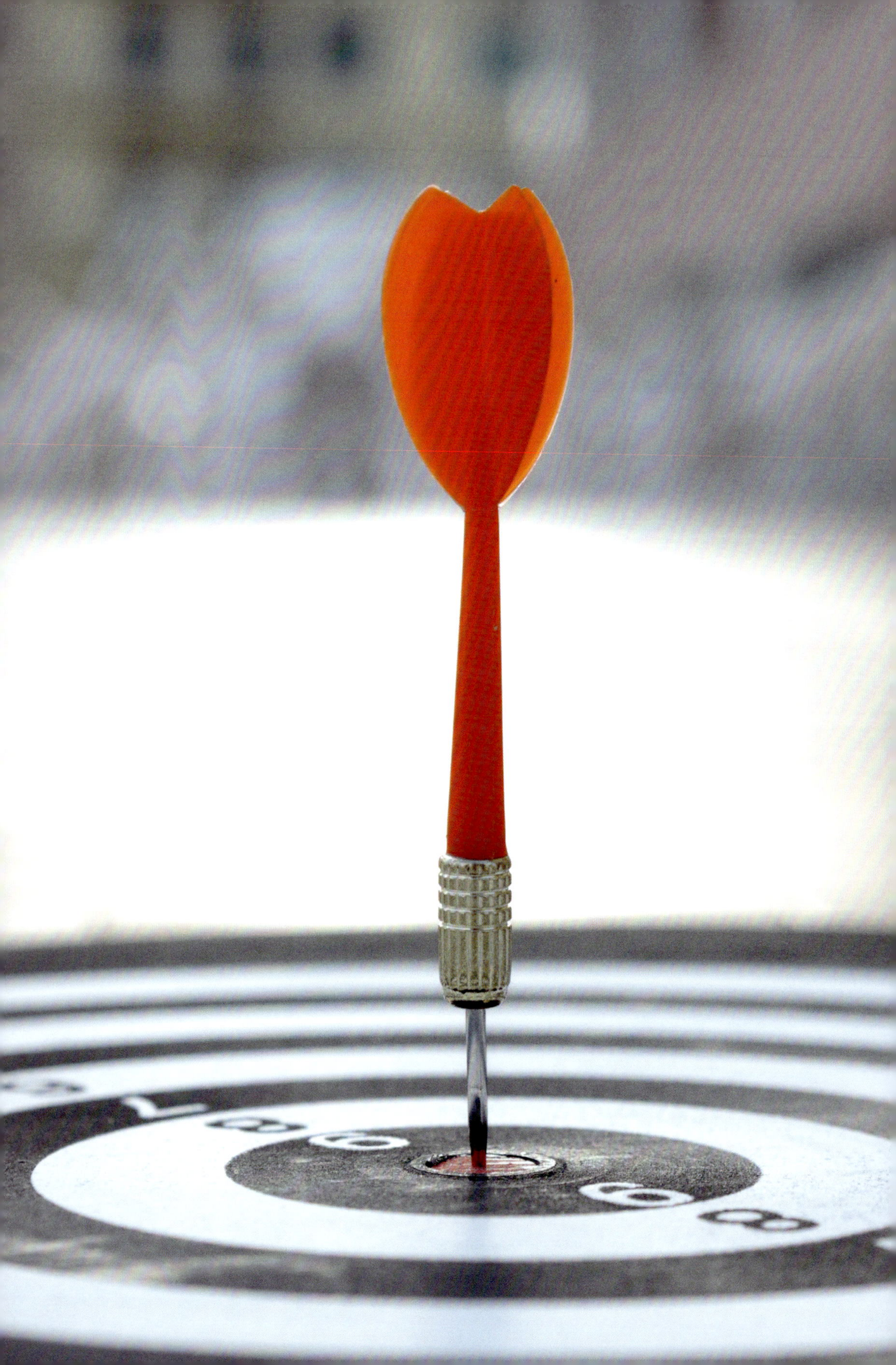

Motivation, Zielsetzung und Planung des Trainings

Warum möchte ich Sport treiben?

Ich möchte dem Fortschreiten der Erkrankung entgegenwirken.

Ich möchte den Alltag selbstständig meistern können.

Ich möchte meine Symptome verbessern.

Ich möchte mehr Mobilität wiedererlangen.

Erfolge machen mir Spaß.

Ich möchte mich besser fühlen.

Training mit anderen Menschen macht mir Spaß.

Abbildung 3: Motivation zum Sporttreiben

Um Ziele wie regelmäßiges Sporttreiben zu erreichen, brauchen Sie Motivation. Je nachdem wie hoch die Attraktivität und die Bewertung eines Ziels sind und mit welcher Wahrscheinlichkeit das Ziel erreicht werden kann, desto höher ist die Motivation.

Wenn man mit seinem Krankheitszustand zufrieden ist, weil keine Einschränkungen vorhanden sind und die Medikamente gut wirken, ist der Anreiz häufig eher gering, etwas verändern zu wollen. Ist man allerdings unzufrieden, weil viele Einschränkungen die Lebensqualität beeinträchtigen, sind die Ziele wie die Symptomreduzierung attraktiver, wodurch auch die Motivation steigt, etwas für sein Wohl zu tun.

Erfolgsorientierter oder misserfolgsvermeidender Typ?

Menschen neigen dazu, entweder befriedigende Situationen aufzusuchen oder unbefriedigende Situationen zu meiden. Dabei unterscheiden sich die Menschen darin, ob sie eher Erfolge (befriedigende Situationen) suchen oder ob sie Misserfolge (unbefriedigende Situationen) meiden. Der erfolgsorientierte Typ sucht nach Möglichkeiten, wie

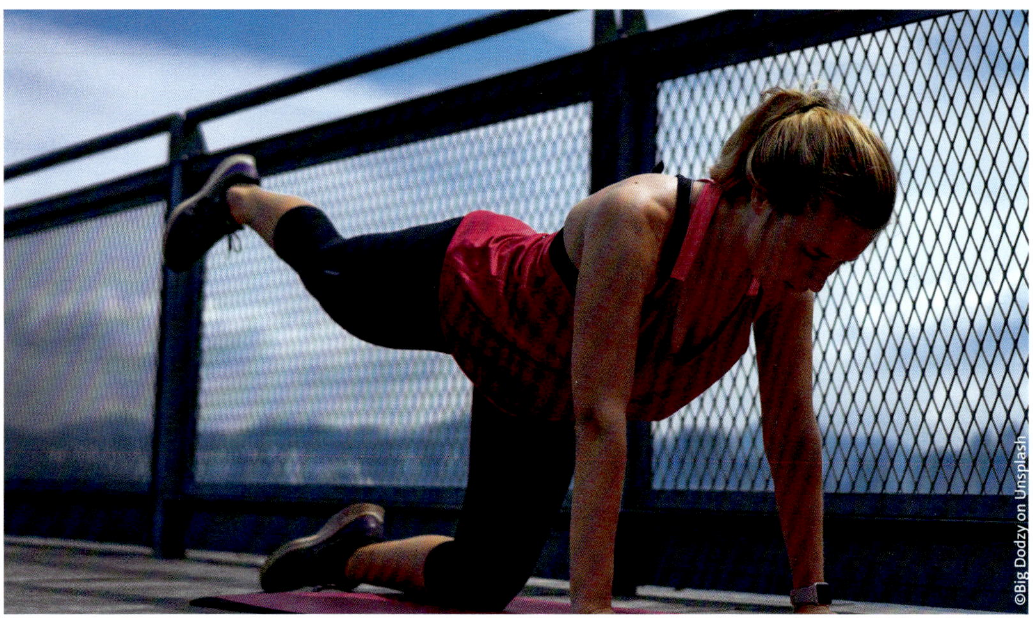
©Big Dodzy on Unsplash

er den Zustand seiner Krankheit verbessern kann, während der misserfolgsvermeidende Typ nur verhindern möchte, dass seine Krankheit weiter voranschreitet.

Erfolgsorientierte Personen wählen im Gegensatz zu misserfolgsvermeidenden Personen Aufgaben im mittleren Schwierigkeitsbereich. Diese gelten motivationspsychologisch als optimal, da die Wahrscheinlichkeiten des Gelingens und des Scheiterns gleich groß sind, und sie somit den höchsten Anreiz bieten. Der Erfolg wird dem eigenen Können zugeschrieben und steigert so das Selbstvertrauen.

Misserfolgsvermeidende Personen wählen entweder zu schwere oder zu leichte Aufgaben. Bei zu schweren Aufgaben ist der Misserfolg vorprogrammiert und bei zu leichten Aufgaben wird der Erfolg nicht auf das eigene Können, sondern auf die leichte Aufgabe zurückgeführt.

Um die Motivation für ein Ziel hochzuhalten, sollten folgende Punkte in der Praxis beachtet werden:

- Schätzen Sie sich realistisch ein! Suchen Sie sich Aufgaben, die eine mittlere Schwierigkeit aufweisen.
- Richten Sie sich dabei nicht nach den Leistungen anderer, sondern nach Ihrem individuellen Leistungsniveau.
- Lernen Sie, sich über Erfolge zu freuen und lenken Sie Ihre Aufmerksamkeit mehr auf Erfolge, vernachlässigen Sie Misserfolge. So entsteht insgesamt eine positive Bilanz, was die Motivation natürlich erhöht.
- Jeder hat das Zeug dazu, ein Erfolgstyp zu werden.

Von der einmaligen Handlung zum dauerhaften Sporttreiben

Für die meisten Menschen ist das Hauptmotiv für das Sporttreiben die **Gesundheit**. Dies ist vermutlich auch Ihr Hauptmotiv, denn theoretisch wissen Sie, dass sich Sport positiv auf den Krankheitsverlauf auswirkt, Ihre Symptome lindert und Ihre Lebensqualität erhöht. Sie werden merken, dass Sie sich **körperlich und geistig besser fühlen**, wenn Sie Ihr Training wenigstens vier Wochen konsequent durchführen.

Die Anstrengung nimmt ab, die Erholungszeiten verringern sich, die Schmerzen lassen nach und die Erfolge nehmen zu. Diese Erfolge machen Spaß und motivieren zum Weitermachen. Allerdings werden diese großen Erfolge mit der Zeit abnehmen, beziehungsweise wird der Leistungsanstieg stagnieren, da Sie an Ihre individuelle Leistungsgrenze gekommen sind. Dies kann Ihre Motivation senken. Trotzdem ist Ihr Zustand trainiert besser als untrainiert. Auch wenn die Erfolge nicht mehr so groß sind, müssen Sie wissen, dass ohne Training nicht nur eine weitere Leistungsverbesserung ausbleibt, sondern sich die Leistung mehr und mehr verschlechtert. Also bleiben Sie dran!

Wenn das Gesundheitsmotiv im Laufe der Zeit verblasst, braucht man andere Motive, die zum Sporttreiben motivieren. Diese sind vor allem **Spaß**, den man hat, wenn man mit anderen trainiert (soziales Miteinander). Auch das Gefühl der **Zufriedenheit** und der **Entspannung** nach dem Training motiviert Sie immer wieder dazu, ins Training zu gehen, auch wenn Sie eigentlich keine richtige Lust haben. Denn nur wer sich anstrengt und anspannt, empfindet in der Ruhephase auch eine Entspannung.

Je höher der Nutzen und je geringer die Barrieren sind, desto eher treiben Sie Sport. Gerade bei Menschen mit MS können die **Barrieren zum Sporttreiben** hoch sein. Es beginnt mit der Fatigue, weshalb man eigentlich zu müde ist. Das Gehen fällt schwer und man muss noch irgendwie zur Sportstätte kommen, einen Parkplatz finden, in die Sportstätte hineinkommen und so weiter. Diese Barrieren können Sie gering halten, indem Sie sich passende Alternativen und Lösungen suchen.

Welche Sportarten sind für Menschen mit MS geeignet?

Aus neurobiologischer Sicht sind alle Sportarten geeignet, bei denen das eigene Körpergewicht getragen werden muss und die Bewegungen enthalten, bei denen Reflexe ausgelöst werden wie zum Beispiel bei koordinativen Bewegungsaufgaben und/oder Laufbewegungen. Laufbewegungen sind ideal, allerdings müssen Sie dafür nicht unbedingt perfekt gehen bzw. laufen können.

Sportarten, die Sie vor der Diagnose gerne ausgeübt haben und an denen Sie weiterhin Freude haben, sollten Sie beibehalten, da hier die nötigen Voraussetzungen bereits vorhanden sind und Ihnen die Sportarten Spaß machen. Bei verstärkten Einschränkungen ist es möglich die Sportart in einer abgewandelten Form weiterzubetreiben.

Empfehlenswert sind Sportarten, die Koordinations- und/oder Laufbewegungen enthalten, die das Nervensystem sowie die Muskeln fordern und die überall und ohne besondere Hilfsmittel durchführbar sind. Damit kann man das Training jederzeit unabhängig von Ort und Material ausführen.

Nicht empfehlenswert sind Sportarten, die nicht unverzüglich abgebrochen werden können. Ein plötzliches Auftreten einer Spastik oder ein Versagen der Nerven kann hier sehr gefährlich sein. Beispiele für Sportarten, die für Menschen mit MS nicht unbedingt geeignet sind, da die eigenen Pausen nicht jederzeit wählbar sind: Bergwandern, Tauchen, Langstreckenschwimmen auf offenen Gewässern, Windsurfen, Reittouren.

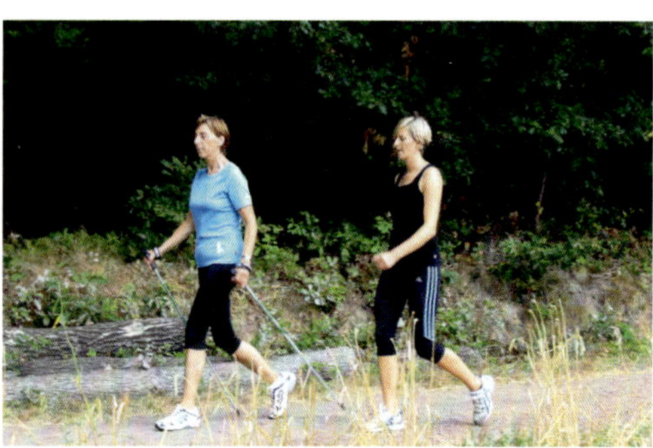

Walking, Nordic Walking und Joggen sind aus neurobiologischer Sicht ideale Bewegungen und können gut als Koordinations- und/oder Ausdauertraining durchgeführt werden. Hilfreich sind Nordic-Walking-Stöcke. Sie sehen sportlich aus, können aber auch als Gehhilfe genutzt werden, um längere Distanzen zurückzulegen. Mehr zur richtigen Technik erfahren Sie im Kapitel „Ausdauertraining".

Schnelles Laufen und varianzbasierte Gangübungen sind koordinativ anspruchsvolle Übungen, die das Nervenzusammenspiel fördern und sollten kurz, intensiv, aber mit vielen und langen Pausen ausgeführt werden. Sie haben den Vorteil, dass sie auch als kurze, aber effektive Übungen in den Alltag integriert werden können. Beispiele finden Sie im Kapitel „Koordinationstraining".

Ballsportarten (Handball, Fußball, Basketball, Volleyball, Tennis, Tischtennis, Badminton) sind koordinativ anspruchsvoll. Die Bewegungen müssen auf den Ball und bei Rückschlagspielen zusätzlich auf das Handgerät angepasst werden. Hinzu kommt, dass man einen oder mehrere direkte oder indirekte Mitspieler*innen hat, nach denen man sich ebenfalls richten muss. Auch die Reaktionsfähigkeit muss in einem gewissen Maße vorhanden sein, da man sonst nicht schnell genug auf den zufliegenden Ball reagieren kann und sich vielleicht verletzt. Grundsätzlich können diese Sportarten betrieben werden, allerdings sind gewisse Fähigkeiten und Fertigkeiten Voraussetzung. In einer heterogenen Gruppe mit Teilnehmer*innen, die motorische Einschränkungen besitzen, kann man die Spiele durchaus in abgewandelter Form durchführen: Statt einem Ball verwendet man einen Luftballon oder einen größeren Schläger mit größerer Schlagfläche. Testen Sie zu Hause gerne mal Tennis mit Fliegenklatsche und Luftballon – aus dem Stehen und dem Sitzen – ein tolles Spiel und für alle Altersklassen geeignet!

Schwimmen kann als Ausdauertraining gut verwendet werden, aus neurobiologischer Sicht fehlt allerdings der körpergewichttragende Aspekt. Schwimmen trainiert die Ausdauerleistungsfähigkeit und fördert die Entspannung, da es den Muskeltonus senkt. Weiter führt das Wasser durch seinen Auftrieb zu einer Entlastung der Gelenke.

Gymnastik im Wasser ist auch möglich, eignet sich allerdings nur als Beweglichkeits- und leichtes Kraftausdauertraining. Wer im Trockenen sein Krafttraining absolvieren kann, sollte dieses bevorzugen, da die Effekte auf die Muskeln und Nerven größer sind. Sie sollten jedoch vorsichtig bei Bädern sein, die extra für ein Bewegungstraining höhere Temperaturen haben. Hier kann das Uhthoff-Phänomen schneller ausgelöst werden. Kühlere Bäder sind eher zu empfehlen.

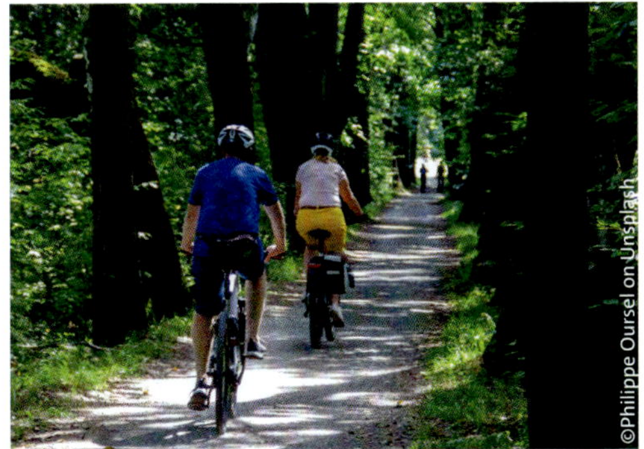
©Philippe Oursel on Unsplash

Radfahren, Fahrradergometer, Crosstrainer dienen dem Ausdauertraining und sind indoor und outdoor nutzbar. Wie auch beim Schwimmen fehlt der körpergewichttragende Aspekt und die Anschaffung vor allem von Indoor-Geräten ist teuer. Sofern jemand ein Indoor-Ausdauergerät kaufen möchte, ist aus neurobiologischer Sicht das Laufband empfehlenswerter.

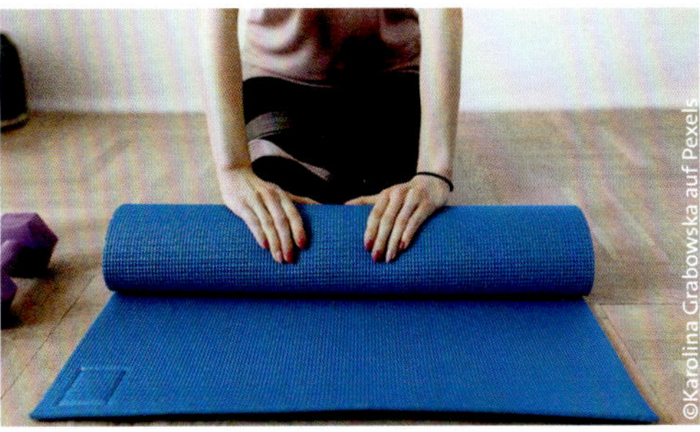
©Karolina Grabowska auf Pexels

Krafttraining und Gymnastikkurse dienen dem Aufbau der Muskulatur. Hier gibt es ein vielfältiges Kursangebot mit unterschiedlichen Zielen und Inhalten. Generell spricht nichts gegen eine Teilnahme. Man sollte sich daraus einen adäquaten Kurs aussuchen, der zu den eigenen Zielstellungen passt. Wichtig ist, dass man das Training kritisch beurteilt und auf die Zeichen des Körpers hört. Das bedeutet, dass man gegebenenfalls Übungen auslassen oder abwandeln muss, wenn sie „nicht gut tun“.

Tabelle 2: Checkliste: Was Sie bei der Sportartenwahl berücksichtigen sollten

Was bringt die Sportart für mich? Welche Wirkung beziehungsweise Effekte hat sie in erster Linie?
Besitze ich Fertigkeiten, auf denen ich eine neue Sportart aufbauen kann?
Ist die Sportart von mir durchführbar? Auch langfristig?
Ist die Trainingsstätte gut zu erreichen?
Verfügt die Trainingsstätte über wichtige Gegebenheiten (z. B. Toiletten)?
Macht mir der Sport Spaß?

Zielsetzung

Des Weiteren steigern Ziele die Sportmotivation, vor allem das erfolgreiche Erreichen dieser Ziele. Nach der Goal-Setting-Theorie sollte man seine Ziele nach dem **S.M.A.R.T.-Konzept** formulieren:

S – spezifisch
M – messbar
A – attraktiv
R – realistisch
T – terminiert

S – spezifisch

Formulieren Sie Ihre Ziele spezifisch und nicht global. Ein globales Ziel wäre zum Beispiel „Symptomminderung". Dieses Ziel bedeutet für jede*n Einzelne*n etwas anderes, da bei allen die Symptome oder die Symptomkombinationen anders sind.

Die Ziele müssen spezifisch auf die individuelle Person und deren Bedürfnisse ausgerichtet werden. Ein spezifisches Ziel wäre zum Beispiel, „400 m anstatt 300 m am Stück laufen zu können". Jede*r Einzelne muss sich seine/ihre Ziele selbst stecken. Des Weiteren geben spezifisch ausgedrückte Ziele klare Vorgaben, die nicht mehr umformuliert und heruntergeschraubt werden können.

M – messbar

Damit Sie das Erreichen Ihres Zieles klar beurteilen können, muss ein Gütemaßstab zur Beurteilung des Ergebnisses festgelegt werden. Zum Beispiel können Sie in einem Eingangstest und Ausgangstest Ihre Gehstrecke objektiv messen, indem Sie die gelaufenen Runden auf dem Sportplatz zählen. So können Sie klar sehen, ob Sie sich verbessert und Ihr Ziel erreicht haben.

A – attraktiv

Vorneweg: Nicht jede Bewegungsform oder Sportart ist für alle gleich attraktiv. Wer ungern mit dem Fahrrad fährt, sollte sich die Ziele nicht unbedingt im Bereich Radfahren stecken.

Ziele sind motivierender, je schwieriger sie zu erreichen sind. Ein Ziel, das leicht zu erreichen ist, fordert nicht und langweilt. Liegen Ziele jedoch am oberen Ende der eigenen Leistungsfähigkeit, weiß man, dass man sich Mühe geben muss, um das Ziel zu erreichen.

Abbildung 4: S.M.A.R.T.-Konzept

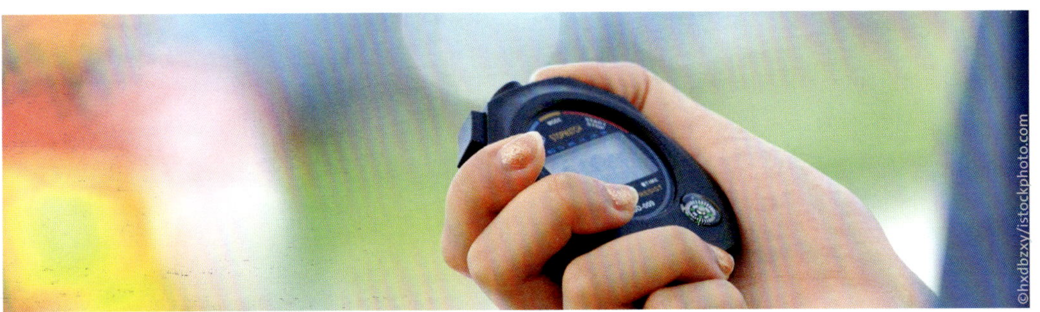
©hxdbzxy/istockphoto.com

R – realistisch

Vorneweg: Um ein Ziel realistisch zu gestalten, müssen Sie sich selbst realistisch einschätzen und/oder sogar testen. Erst wenn man den eigenen Leistungsstand (z. B. die aktuelle Gehstrecke) kennt, kann man darauf aufbauend Ziele formulieren.

Die Ziele können nur dann erreicht werden, wenn Sie das nötige Wissen und die Fähigkeiten dazu besitzen. Wissen Sie schon vorher, dass Sie das Ziel nie erreichen können, dann ist Ihre Motivation sehr gering und Sie versuchen es erst gar nicht. Setzen Sie sich also realistische Ziele, dann wissen Sie, dass Sie diese erreichen können.

T – terminiert

Es ist sinnvoll, eine Zeitspanne für die Zielerreichung festzulegen. Dies verbessert zum einen den Überblick und zum anderen können Sie genau planen, wie und wann das Ziel erreicht werden soll. Es gibt keine Ausreden oder kein Verschieben. Am Ende des geplanten Zeitraumes (ca. 6 – 8 Wochen) können Sie sich erneut einschätzen und/oder testen. Dann ist es möglich, das Training und die gesetzten Ziele zu reflektieren und gegebenenfalls neue Ziele zu formulieren.

Zwischenziele setzen

Da es schwer ist, ein großes Ziel mit all seinen Wirkmechanismen zu überschauen, ist es wichtig, dass Sie sich kleine Zwischenziele setzen, die schneller zu erreichen und besser zu kontrollieren sind als das Gesamtziel. So können Sie eine Hürde nach der anderen überwinden. Durch das Setzen von Zwischenzielen kann das S.M.A.R.T.-Konzept besser umgesetzt werden.

Die kleinen Erfolge steigern die Motivation.

Wird ein Zwischenziel nicht erreicht, wurde es vielleicht nicht realistisch formuliert. In diesem Fall sollten Sie die nächsten Zwischenziele korrigieren und anpassen (vgl. Abbildung 5).

Vermeidungsstrategien

Nachfolgend werden einige Beispiele von typischen Hindernissen bzw. Vermeidungsstrategien genannt und erläutert, wie man am besten mit ihnen umgehen kann.

„ZU WENIG ZEIT": Sie müssen sich Prioritäten setzen! Es ist immer schwer, etwas Neues in den Alltag zu integrieren. Dazu müssen Sie etwas im Alltag ändern, zum Beispiel Arbeit an andere Familienmitglieder abgeben oder die Zeit zum Training nutzen, während Sie Ihre Lieblingsserie schauen. Sie können die Übungen auch über den Tag verteilen, indem Sie dreimal 10 Minuten trainieren. Oder noch besser: die Übungen als festes Ritual in den Tagesablauf einbauen.

Achtung: Planen Sie immer Zeit für Training und für eine Regeneration danach ein! Beides gehört zum Training: Belastung und Entspannung. Trainingsanpassungen erfolgen in der Regeneration, dafür müssen Sie ebenfalls Raum und Zeit schaffen.

„ZU MÜDE": Gerade bei Menschen mit MS tritt die Müdigkeit aufgrund der Fatigue-Symptomatik häufig auf. Allerdings belegen Studien, dass Sport die Fatigue auf Dauer positiv beeinflussen kann. Wenn Sie über eine längere Zeit regelmäßig trainieren, gewöhnen Sie sich an die Mehrbelastung durch das Training und werden leistungsfähiger, wodurch Sie Arbeiten im Alltag weniger stark erschöpfen.

„ZU KRANK" (NUR MS BETREFFEND): Suchen Sie sich Übungen aus, die Sie mit Ihren Einschränkungen absolvieren können. Dennoch sollten die Übungen eine leichte Herausforderung darstellen. Zu früh aufzugeben führt zu einer weiteren Verschlechterung. Ganz nach dem Sprichwort: „Wer rastet, der rostet". Sie werden sehen, wenn Sie sich mehr bewegen, werden Sie bald erste Erfolge spüren und sich wieder freier, fitter und wohler fühlen. Sport wirkt sich nicht nur auf den Körper positiv aus, sondern auch auf die Psyche.

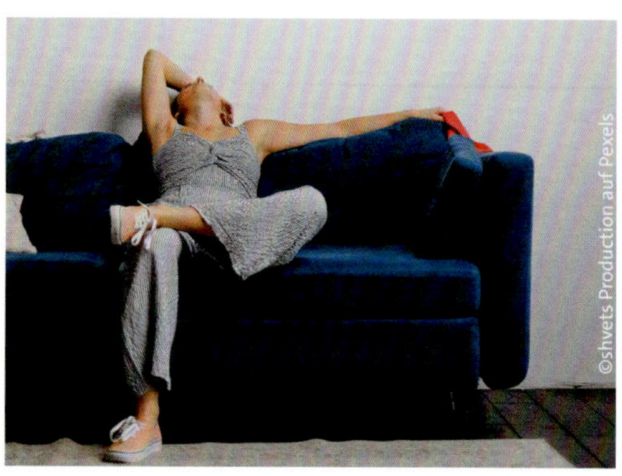
©shvets Production auf Pexels

„ICH BEWEGE MICH SCHON GENUG": Das ist gut, allerdings sollten Sie ein spezifisches Training durchführen, damit eine adäquate Wirkung erzielt werden kann und Sie Ihre Ziele erreichen können.

„DIE ÜBUNGEN SIND LANGWEILIG": Suchen Sie sich Möglichkeiten, wie Sie die Übungen interessanter gestalten können. Sie können sich eine*n Trainingspartner*in suchen, mit Musik oder während des Fernsehens trainieren oder das Training als Meditation ansehen und zum Nachdenken nutzen.

„SCHMERZEN": Schweiß, kurzfristige Atemnot oder Muskelschmerzen sind in einem bestimmten Ausmaß normal. Bei zu starken Schmerzen, die nicht von den Muskeln kommen, sollten Sie genauer darauf achten, ob Sie die Übung wirklich richtig ausführen oder mit Fachleuten sprechen. Oft hilft es, die Übungen leicht abzuändern oder alternative Übungen durchzuführen.

„ANGST VOR STÜRZEN UND VERLETZUNGEN“: Die Angst vor Stürzen hindert viele Menschen daran, körperlich aktiv zu bleiben. Sie schonen sich immer mehr und verlieren dadurch an Kraft, Koordination und Beweglichkeit. Durch die verminderten Fähigkeiten und Fertigkeiten des Körpers, erhöht sich die Gefahr zu stürzen, was die Angst weiter verstärkt. Je mehr Sie sich jedoch herausfordern, desto mehr Fähigkeiten und Fertigkeiten entwickeln Sie, um sicherer zu laufen. Werden Sie aber nicht zu übermütig. Zu Beginn des Trainings sollten Sie sich Hilfe besorgen. Entweder Sie trainieren in der Nähe einer Wand oder eines Geländers, woran Sie sich im Notfall abstützen können oder Sie bitten ein Familienmitglied oder eine*n Freund*in um Unterstützung.

„ES IST ZU KALT, ZU WARM, ZU DUNKEL ...“:

Seien Sie flexibel. Trainieren Sie alternativ im Haus oder ziehen Sie sich wetterfest an. Sie trainieren für Ihr eigenes Wohl und nicht für andere, von daher sollten Sie versuchen, das Training nicht ausfallen zu lassen. Sie sind nach dem Training stolz darauf, dass Sie es absolviert haben!

„ANGST ZU VERSAGEN/ANGST DIE ÜBUNGEN FALSCH ZU MACHEN“: Es ist noch kein Meister vom Himmel gefallen. Wenn Sie mit einem gesunden Menschenverstand trainieren, auf die Zeichen Ihres Körpers hören und sich nicht ständig über- oder unterfordern, sind Sie auf dem richtigen Weg. Bei Unsicherheiten oder Fragen können Sie sich an Ihre*n Physio- oder Sporttherapeut*in wenden.

„ICH KANN NUR WENIGE METER LAUFEN“:

Jeder gegangene Meter zählt. Hier gilt ganz besonders das Sprichwort: „Use it or lose it!“ Dran bleiben ist wichtig. Auch wenn der Kontakt der Füße am Boden bzw. das Gehen/Laufen immens wichtig ist, legen Sie nicht ständig den Fokus darauf, wenn Sie wissen, dass Sie nicht viele Schritte gehen. Bewerten Sie das Training positiv, wenn Sie eine Herausforderung haben und auch Übungen durchführen, von denen Sie wissen, dass Sie diese gut durchführen können.

Tipp: Wechseln Sie Laufübungen mit anderen Übungen für den Oberkörper ab – natürlich immer unter Beachtung der allgemeinen Trainingspausen!

„DER WEG ZUR TRAININGSSTÄTTE IST ZU WEIT, ICH FINDE KEINEN PARKPLATZ ...“:

Sie können auch zu Hause trainieren. Alle Übungen aus diesem Buch lassen sich ohne große Anschaffungen durchführen.

Mit SpoKs können Sie für das Training zu Hause digitale Kanäle für sich nutzen (Für alle: unser Youtube-Kanal „Daily SpoKs“ und für SpoKsler*innen: der interne Bereich der SpoKs-Homepage *www.spoks-ms.de*).

WEITERE AUSREDEN ...?

Erkennen Sie Ihre Vermeidungsstrategien.

Trainingsplan zur Zielerreichung und Wenn-Dann-Pläne

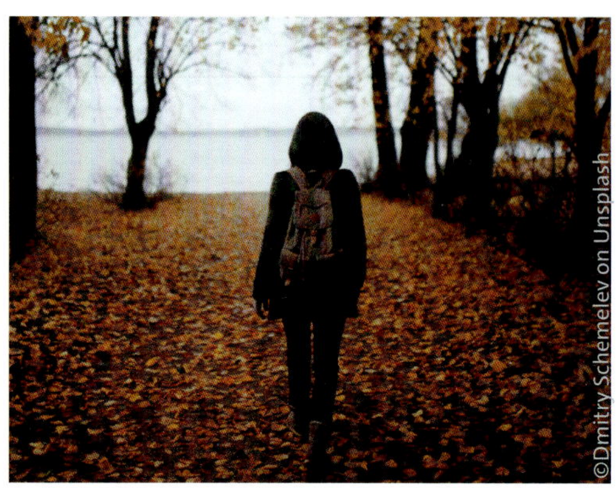
©Dmitry Schemelev on Unsplash

Wer ein Ziel vor Augen hat, sollte sich Gedanken darüber machen, wie das Ziel erreicht werden kann. Dazu sollten Sie sich einen festen Trainingsplan (ein Beispiel finden Sie in Tabelle 4) aufstellen und diesen einhalten. Notieren Sie sich aus diesem Grund schon vorab die Hindernisse, die Sie vom Training abhalten könnten und überlegen Sie sich Alternativen dazu. Ein Beispiel für einen Wenn-Dann-Plan finden Sie in Tabelle 3. Durch Wenn-Dann-Pläne gibt es keine Ausreden mehr, mit denen Sie sich vor dem Training drücken können.

Allerdings müssen Sie in manchen Fällen auch entscheiden, wie wichtig das Training in diesem Moment ist. Manchmal möchte man sich auch ein Stückchen Lebensqualität erhalten. Wenn Sie zum Beispiel Besuch von Menschen erhalten, die Ihnen wichtig sind, kann es die richtige Entscheidung sein, das Training einmal ausfallen zu lassen.

Hindernisse sind meistens nur Vermeidungsstrategien von Ihnen selbst, um sich erfolgreich vor dem Training zu drücken. Diese Strategien besitzen alle und man muss lernen, sie zu überwinden.

Tabelle 3: Wenn-Dann-Plan mit Hindernis, Lösung, Durchführbarkeit (Praktikabilität) und Erfüllung der Lebensqualität

Hindernis	Lösung	Praktikabel?	Lebensqualität
Wenn es regnet, ...	... dann führe ich ein Gangtraining im Haus durch.	ja, es ist genug Platz im Flur	ja
Wenn ich müde bin, ...	... dann trainiere ich trotzdem, weil es mir danach immer besser als vorher geht.	ja	ja
Wenn ich nicht zur Trainingsstätte komme, ...	... dann frage ich eine Freundin oder trainiere zu Hause.	nicht immer	ja
Wenn meine Tochter eine Schulaufführung hat, ...	... dann werde ich mein Training auf einen anderen Tag verlegen.	ja	ja

Praktisches Beispiel zur Zielsetzung und Trainingsplanung

Beispiel: Eine SpoKs-Teilnehmerin stört es, dass sie ihren ein Kilometer langen Waldrundweg nicht ohne kleine Pause beenden kann und ab zweidrittel der Strecke Gangprobleme bekommt. Ihr Gang wird unsicherer, breiter und das linke Bein wird steif. Sie hat den Vorsatz, die Strecke nach sechs Wochen ohne Pause und mit weniger Gangproblemen zu schaffen. Um Ihr Ziel zu erreichen, führt sie ein regelmäßiges Intervalltraining durch und baut zusätzlich Koordinations- sowie gezieltes Beinkrafttraining ein. Das Krafttraining enthält aber auch Übungen für den restlichen Körper. Ihr Hauptziel ist es, nach 18 Wochen sogar die große Waldrunde (1,5 km) zu schaffen.

Abbildung 5 zeigt beispielhaft einen Zielsetzungsplan, während Tabelle 4 den passenden Trainingsplan für das genannte Beispiel darstellt.

Abbildung 5: Zielplanung

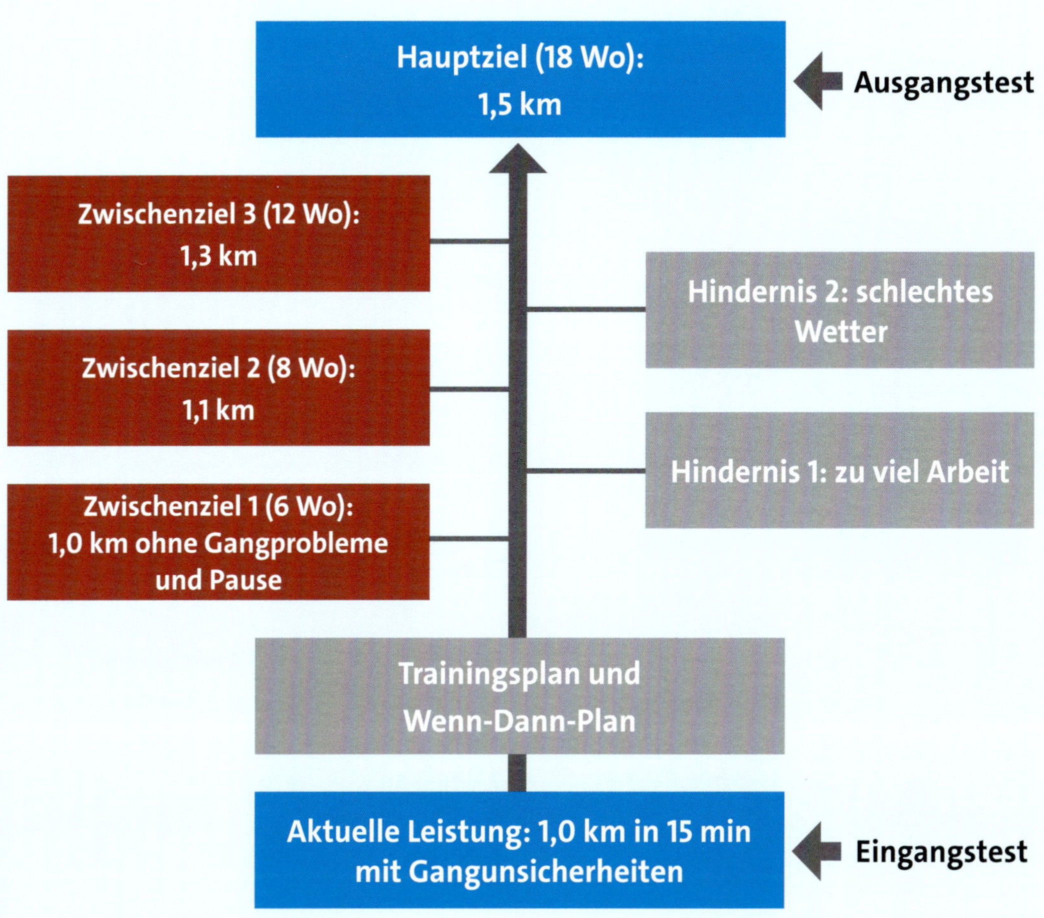

Trainingsplan

Tabelle 4: Beispiel eines Trainingsplans

	Mo	Di	Mi
Wo 1 – 3	**Ausdauer:** 2 x 500 m (7:15 min pro 500 m; 3 – 5 min Pause)	**Koordination:** 10 – 15 min	
Wo 4 – 6	**Ausdauer:** 2 x 500 m (6:45 min pro 500 m, 3 – 5 min Pause)	**Koordination:** 10 – 15 min	
Wo 7 – 10	**Ausdauer:** 2 x 550 m (7:30 min pro 550 m, 3 – 5 min Pause)	**Koordination:** 10 min **Kraft:** 7 – 10 Übungen, 3 x 15 – 20 Wdh. **Dehnen**	**Koordination:** 10 – 15 min
Wo 11 – 14	**Ausdauer:** 2 x 600 m (7:45 min pro 600 m, 3 – 5 min Pause)	**Koordination:** 10 min **Kraft:** 7 Übungen, 4 x 10 – 15 Wdh. **Dehnen**	**Koordination:** 10 – 15 min
Wo 15 – 18	**Ausdauer:** 2 x 750 m (9:15 min pro 750 m, 3 – 5 min Pause)	**Koordination:** 10 min **Kraft:** 7 Übungen, 4 x 10 – 15 Wdh. **Dehnen**	**Koordination:** 10 – 15 min

Do	Fr	Sa	So
Koordination: 20 – 30 min		**Ausdauer:** 6 x 200 m (2:45 min pro 200 m, 2 min Pause)	
Koordination: 10 – 15 min Kraft: 5 – 7 Übungen, 3 x 10 – 15 Wdh.		**Ausdauer:** 7 x 200m (2:45 min pro 200 m, 2 min Pause)	
Koordination: 10 – 15 min **Kraft:** 7 – 10 Übungen, 3 x 15 – 20 Wdh. **Dehnen**	**Koordination:** 10 – 15 min	**Ausdauer:** 7 x 200 m (2:30 min pro 200 m, 2 min Pause)	
Koordination: 10 – 15 min **Kraft:** 7 Übungen, 4 x 10 – 15 Wdh. **Dehnen**	**Koordination:** 10 – 15 min	**Ausdauer:** 7 x 200 m (2:35 min pro 200 m, 2 min Pause)	
Koordination: 10 – 15 min **Kraft:** 7 Übungen, 4 x 10 – 15 Wdh. **Dehnen**	**Koordination:** 10 – 15 min	**Ausdauer:** 8 x 200m (2:35 min pro 200 m, 2 min Pause)	

Trainingstagebuch

Durch die Führung eines Trainingstagebuches kann erstens der Trainingsplan überwacht werden und zweitens bei Nichterreichung des Ziels nachvollzogen werden, wo eventuelle Fehler im Trainingsplan oder in der Trainingsdurchführung waren.

In das Trainingstagebuch sollten Sie auch den Gesundheitszustand am Trainingstag, Gefühle, Gedanken und Erfolge bzw. Misserfolge notieren.

Die Notizen helfen Ihnen dabei, die Trainingsfortschritte zu beobachten. Wenn Sie nach einem zweimonatigen Training auf die ersten Trainingstage zurückblättern, werden Sie überrascht sein, welche Fortschritte Sie schon gemacht haben. Sie werden stolz auf sich sein und selbstbewusster werden. Das motiviert ungemein.

Tabelle 5: Beispiel für ein Trainingstagebuch mit Wochentag, Training (Art, Dauer und Intensität), Befinden und sonstigen Anmerkungen

Woche	Training (Art, Dauer, Intensität)	Befinden	Sonstiges
Mo	10 min Koordination (5 intensive Übungen)	Schwindelgefühle, aber Übungen waren machbar	Sehr heißer Tag
Di			
Mi			
Do	30 min spazieren gehen	Gut, konnte länger als üblich gehen	
Fr			
Sa	10 min Koordination (intensiv) und 20 min Kraft (Arme, Beine, Rücken, Bauch jeweils 3 Sätze mit 15 Wiederholungen)	Rechter Arm war heute früher müde als sonst, musste den 3. Satz weglassen, habe im 2. Satz nur 8 Wdh. geschafft	
So			

Koordinations-, Kraft-, Ausdauer- und Beweglichkeitstraining

In diesem Buch legen wir den Schwerpunkt auf vier motorische Hauptbeanspruchungsarten: Koordination, Kraft, Ausdauer und Beweglichkeit. Jede dieser Beanspruchungsformen kann als eigenständiges Training durchgeführt werden oder je nach Leistungsniveau miteinander kombiniert werden. Wenn Sie alle Trainingsbausteine in Ihr Training integrieren möchten, dann gilt es, eine Reihenfolge einzuhalten, die wir auch in diesem Buch befolgen:

1. **Koordinationstraining**
2. **Krafttraining**
3. **Ausdauertraining**
4. **Beweglichkeitstraining**

Koordinationstraining findet zu Beginn einer Trainingseinheit statt, da die besten Trainingserfolge in einem ausgeruhten und frischen Zustand erfolgen. Auch für das **Krafttraining** sollte man noch nicht zu ermüdet sein. Beim **Ausdauertraining** kann man sich dann komplett verausgaben.

Das **Beweglichkeitstraining** erfolgt ganz am Ende des Trainings, da man nur erwärmte Muskeln dehnen sollte und ein intensives Dehnen die Muskelspannung kurzfristig senkt, was die Leistung im Kraft- und Ausdauertraining verringern könnte. Auch ein Beweglichkeitstraining kann als eigenständige Trainingseinheit durchgeführt werden, allerdings gehört auch hier, wie bei allen anderen Formen, ein kurzes Aufwärmtraining vorab dazu!

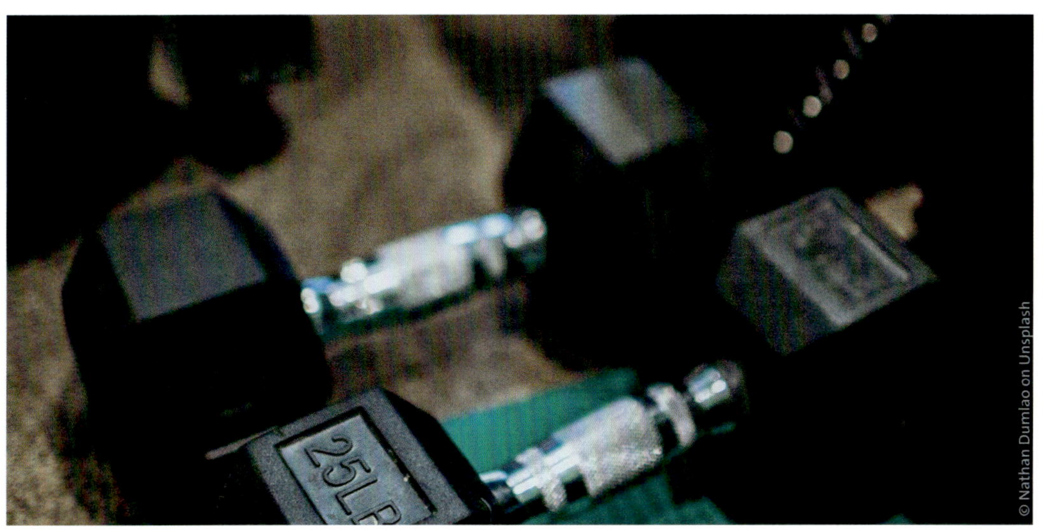

© Nathan Dumlao on Unsplash

Koordinationstraining

Das Wichtigste auf einen Blick: Koordinationstraining

- Koordinationstraining fördert die Leistungsfähigkeit/Funktionsfähigkeit des Nervensystems und bremst durch gezielte Reizsetzung die Neurodegeneration.
- Koordinationstraining umfasst alle Bewegungen, die komplex sind und eine hohe Konzentration erfordern. Jeder kann sich kreative Übungen einfallen lassen.
- Besonders effektiv ist das varianzbasierte Gangtraining (VGT):
    - Es vergrößert das individuelle Bewegungsrepertoire und verbessert die Reaktions- und Umstellungsfähigkeit.
    - Es bricht alte, falsche Bewegungsmuster auf und verhilft zu einer Umstellung auf ein neues und besseres Bewegungsmuster.
    - Es beinhaltet rhythmische, reflexbasierte und körpergewichttragende Bewegungen wie Laufen, Stampfen, Hüpfen, welche die NF-Produktion steigern.
    - Das Ausüben vieler verschiedener Varianten hilft, die eigenen Fähigkeiten besser kennenzulernen. Dadurch kann man sich besser einschätzen und traut sich wieder mehr zu.
- Es müssen ständig neue Reize gesetzt werden, damit die NF-Freisetzung gefördert wird. Sobald Übungen leichtfallen, muss die Aufgabenschwierigkeit gesteigert werden. Dies gelingt entweder durch eine Erhöhung der Komplexität, des Zeitdrucks oder des Präzisionsdrucks.
- Koordinationstraining kann jeden Tag durchgeführt werden. Viele und erholsame Pausen sind für den Nervenaufbau wichtig. Hohe Anstrengungen, Stress und Wärme können kontraproduktiv auf die Ausschüttung von NF wirken.

Koordinationstraining ist das wichtigste Training für Menschen mit einer neurodegenerativen Erkrankung wie Multiple Sklerose. Im Koordinationstraining wird die Funktionsfähigkeit des Nervensystems trainiert.

Bei der Koordination geht es darum, Bewegungen genau zu kontrollieren und aufeinander abzustimmen. Dies erfordert eine hohe Konzentration, denn die Bewegungen werden im Gehirn sowohl bewusst als auch unbewusst gesteuert.

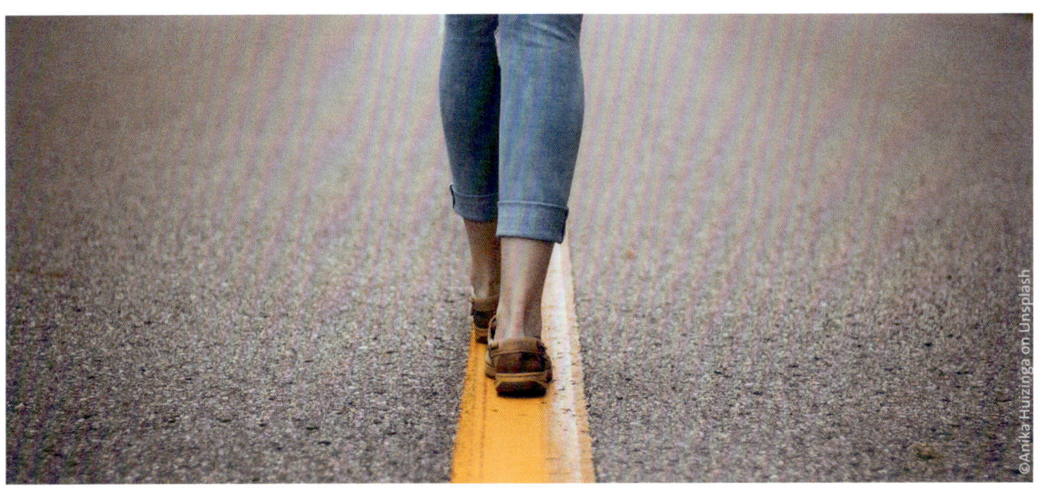

„Verantwortlich für eine gute Koordination ist die Funktionsfähigkeit unserer Nerven."

Koordinationstraining verbessert die Funktionsfähigkeit der Nerven durch:

1. Ausschüttung von Neurotrophen Faktoren (NF)
2. Nervenwachstum
3. Verbesserung der Nervenverknüpfungen (Nervenzusammenspiel)

Varianzbasiertes Gangtraining (VGT)

Indem wir viele Bewegungen in den unterschiedlichsten Formen ausführen, setzen wir nicht nur immer wieder neue Reize, sondern erweitern auch unseren Handlungsspielraum an Bewegungen. Früher wiederholte man eine Zielbewegung möglichst oft, um diese bestmöglich zu beherrschen. Zum Beispiel übte man für den Speerwurf immer wieder die gleiche Wurfbewegung, die der Idealtechnik am nächsten ist.

Ein neuerer Ansatz geht davon aus, dass man durch das Ausüben verwandter Bewegungen der Zielübung eine individuell optimale Technik entwickelt. Durch die vielen „falschen" Bewegungen erweitert man sein „Bewegungsrepertoire". Dies ist genau das Gegenteil von dem, was viele Menschen mit MS aus ihrer Physiotherapie gewohnt sind. Dort übt man gezielt den Gang mit hohem qualitativen Anspruch in der Durchführung. Allerdings fällt es vielen Menschen mit MS schwer, das physiologische (natürliche) Gangbild auszuführen, da sich aufgrund einer Lähmung oder aufgrund von Schmerzen ein pathologisches (falsches, unnatürliches) Gangmuster verfestigt hat, das man nicht mehr ablegen kann. Dies führt dazu, dass man frustriert ist, weil man den Sollwert nicht erreicht und vielleicht auch nie wieder erreichen wird.

Beim VGT soll man in allen Varianten gehen, nur nicht „normal". Dadurch erweitert man sein Bewegungsrepertoire und ist nicht frustriert, da es kein richtig oder falsch gibt. Zusätzlich erlangt man neue Fähigkei-

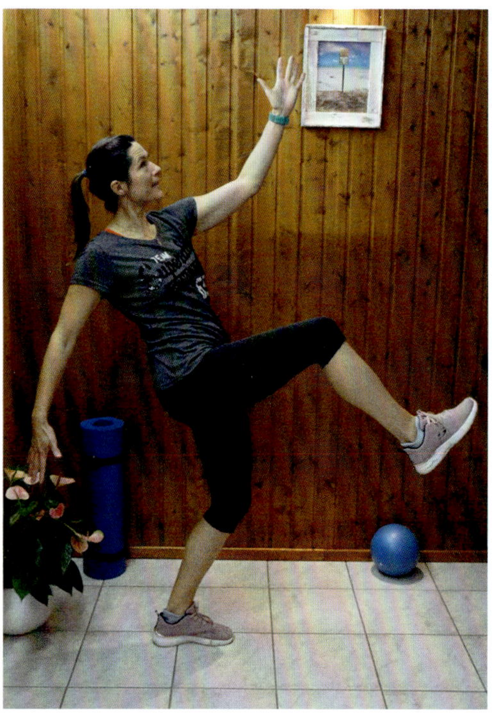

Abbildung 6: Silly Walk (in Anlehnung an Monty Pythons Ministry of Silly Walks)

ten und Fertigkeiten, da das Nervensystem neue Nervenverknüpfungen aufbaut und die Muskeln anders arbeiten als beim normalen Gehen.

Durch die neuen Fähigkeiten kann das alte „falsche" Bewegungsmuster aufgebrochen und ein **neues Bewegungsmuster** entwickelt werden. Es werden ebenso Fähigkeiten und Fertigkeiten geschult, die für die Zielaufgabe (normales Gehen) wichtig sind. Diese erleichtern das Gehen unter erschwerten Bedingungen wie zum Beispiel bei einem holprigen Waldweg, Glatteis, Sand usw., da man gelernt hat, in vielen Varianten zu laufen. Man besitzt so ein viel größeres Repertoire an Fähigkeiten und Fertigkeiten, die nützlich sind, um auf äußere Gegebenheiten reagieren zu können.

Bekannt ist diese Form des Lernens aus der Kleinkindforschung. Kleinkinder führen eine Bewegung nie gleich aus, sondern in vielen verschiedenen Varianten. Als Vorbild kann der Silly Walk vom berühmten „Ministry of Silly Walks" von Monty Python dienen.

Wie sieht die Praxis aus?

Koordinationstraining kann jeden Tag durchgeführt werden. Je nach Zustand können 10 bis 30 Minuten trainiert werden. Da vorrangig Nerven beansprucht werden und diese eine lange Regenerationszeit haben, ist es wichtig, dass man sich **viele Pausen** gönnt. Die Pausen sollten so lang sein, dass man sich nahezu vollständig erholt fühlt und wieder frisch mit der nächsten Übung fortfahren kann.

Wichtig: Auch wenn Sie eine Übung nicht richtig beherrschen, versuchen Sie diese dennoch in Ihrer individuellen Art und Weise durchzuführen.

Allein durch den Willen aktiviert man die Nerven. Die Bewegung kann jedoch ausbleiben, da der Reiz, der die Muskeln aktiviert, zu gering ist, um eine sicht- und spürbare Bewegung zu erzeugen. Trotzdem wird das Nervensystem aktiviert und so vor einem Abbau geschützt. Trainiert man diese Übung immer wieder, kann die Aktivierung irgendwann zunehmen und plötzlich gelingt die Übung.

Beim Koordinationstraining darf man sehr kreativ sein. Alles, was einem schwerfällt und eine hohe Konzentration zur richtigen Bewegungsausführung verlangt, zählt zum Koordinationstraining.

Um eine Anpassung des Nervensystems und somit eine Leistungssteigerung zu erzielen, müssen im Training immer wieder neue Reize gesetzt werden.

Dies kann man erreichen durch eine Erhöhung

- der **Komplexität** (Beginn: Stehen auf einem Bein mit offenen Augen, Steigerung: Stehen auf einem Bein mit geschlossenen Augen)
- des **Zeitdrucks** (Beginn: normales Gehen, Steigerung: sehr schnelles Gehen, aber nicht Laufen)
- des **Präzisionsdrucks** (Beginn: normales Gehen, Steigerung: Gehen auf einer Linie oder einem Balken)

In diesem Kapitel finden Sie viele Formen des Koordinationstrainings. Das **VGT** fordert und fördert Ihre Fähigkeiten und Fertigkeiten (Reaktion, Umstellung, Kopplung, Rhythmus, Gleichgewicht, Orientierung, Differenzierung), die Sie zum Gehen brauchen und ist somit ein Grundlagentraining für Ihre Gehfähigkeit. Dazu zählen auch **Tanzschritte** (und zwar unabhängig davon wie es aussieht!).

Weiterhin werden Übungen speziell für das **statische und dynamische Gleichgewicht** aufgelistet, die Sie als Zusatz durchführen können. **Übungen mit dem Ball** fördern ebenfalls die genannten Fähig- und Fertigkeiten, indem man sich auf einen bewegenden Gegenstand konzentrieren und seine Bewegungen darauf abstimmen muss.

Neue Reize setzen

Alle Übungen können weiter variiert und erschwert werden, indem die Komplexität, der Zeitdruck und der Präzisionsdruck verändert werden, wie:

- die Übung im Wechsel mit anderen Übungen durchführen (z. B. Kniehub und Anfersen im Wechsel),
- die Geschwindigkeit verändern (z. B. schnell/langsam),
- auf Kommandos reagieren (z. B. auf Klatschen drei bis fünf Schritte sprinten),
- die Übung rückwärts ausführen,
- zusätzliche Armbewegungen einsetzen,
- auf verschiedenen Untergründen trainieren (Wiese, Sand, Kies, Waldboden, barfuß)
- und vieles mehr. Seien Sie kreativ und probieren Sie immer wieder neue Bewegungen aus!

Übungen

Koordinationstraining

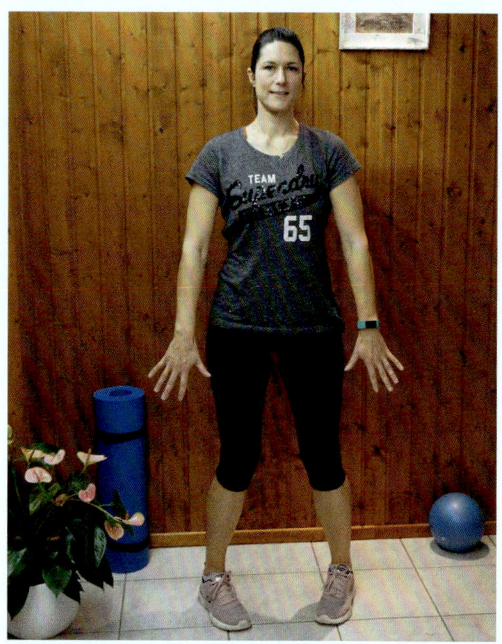

Varianzbasiertes Gangtraining

Im varianzbasierten Gangtraining sind der Phantasie keine Grenzen gesetzt. Man darf und soll hier noch einmal „Kind" sein und seinen Bewegungen freien Lauf lassen.

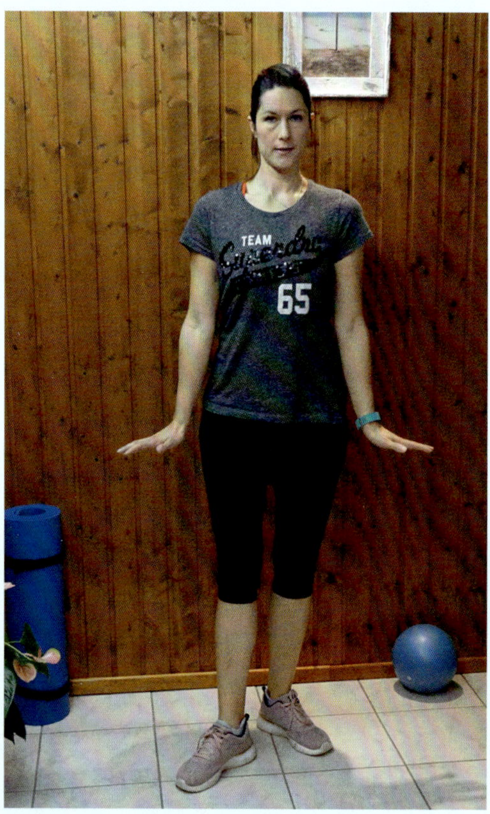

Abbildung 7: Pinguin (kleine Schritte, dabei mit den gestreckten Armen seitlich vom Körper auf und ab schlagen)

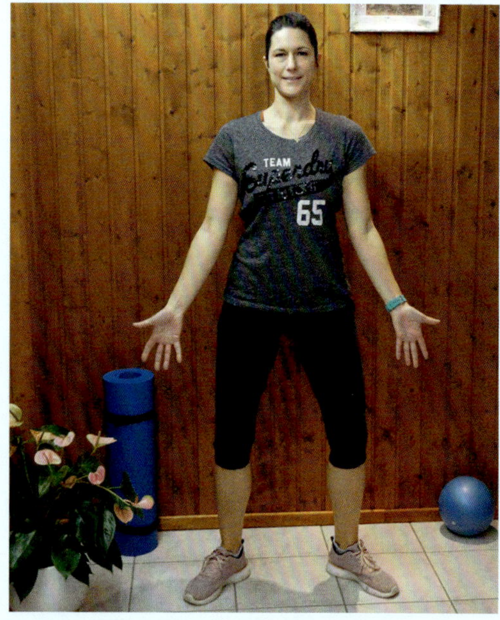

Abbildung 8: Charlie Chaplin (Füße nach innen (oben), nach außen (unten), große und kleine Schritte) im Wechsel

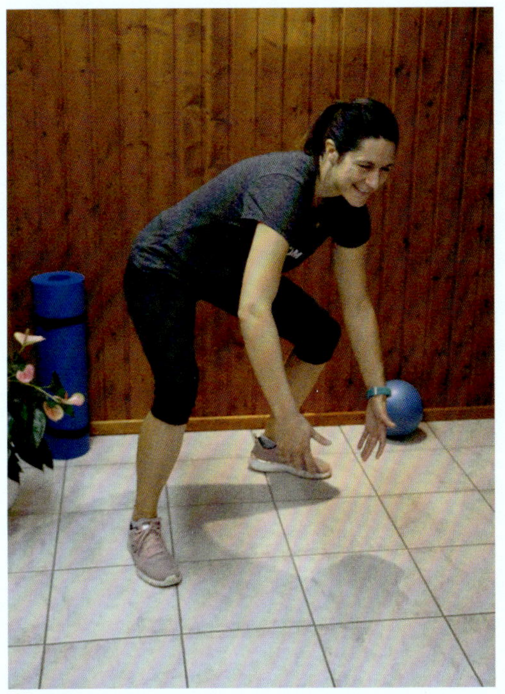

Abbildung 9: Affe (links und rechts)

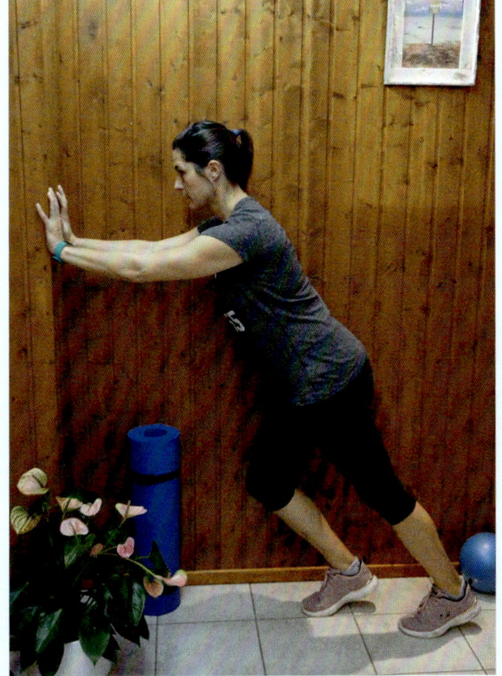

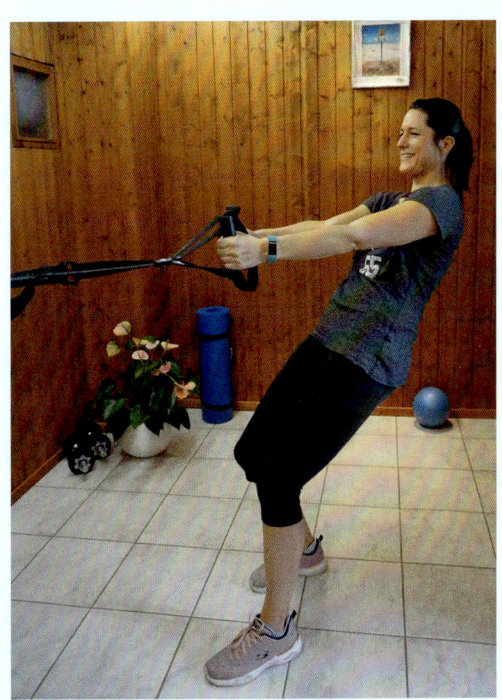

Abbildung 10: Schieben (links) und Ziehen (rechts)

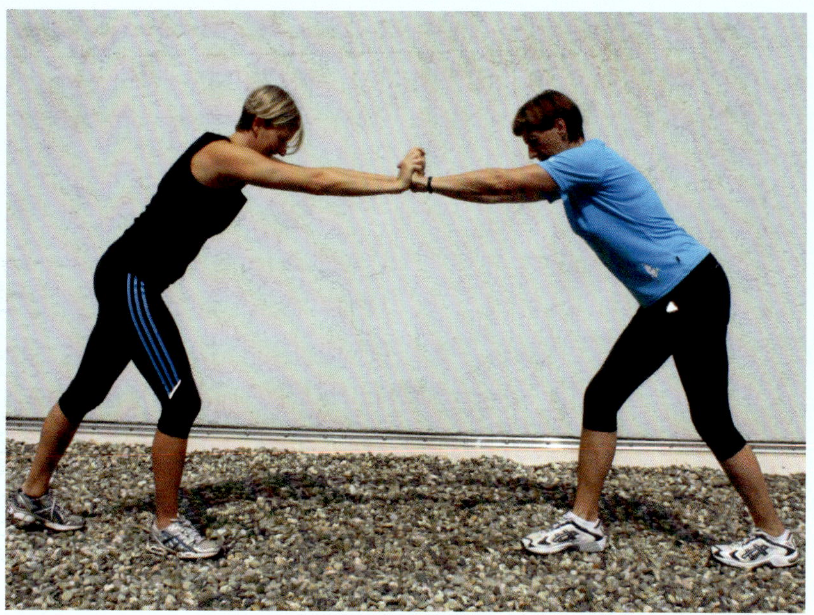

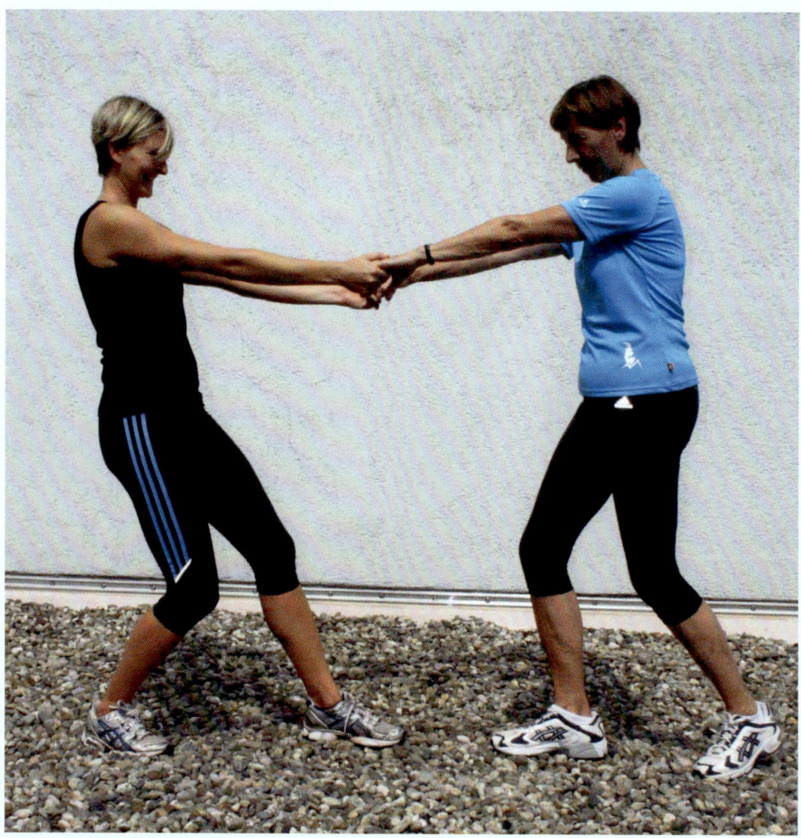

Abbildung 11: Schieben (oben) und Ziehen (unten) als Partnerübung

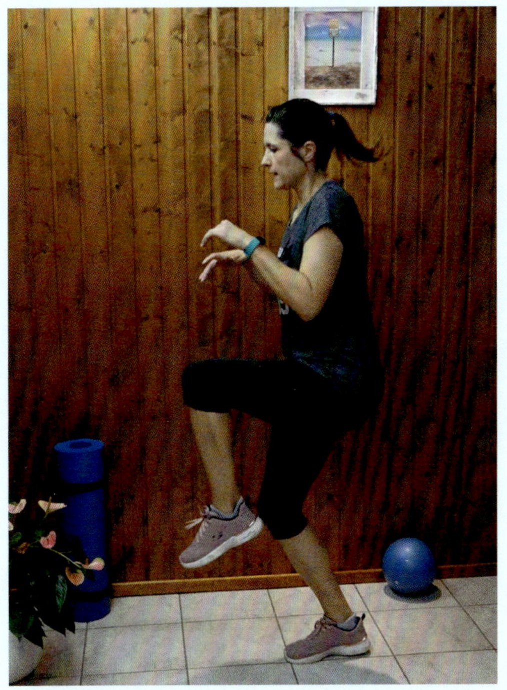

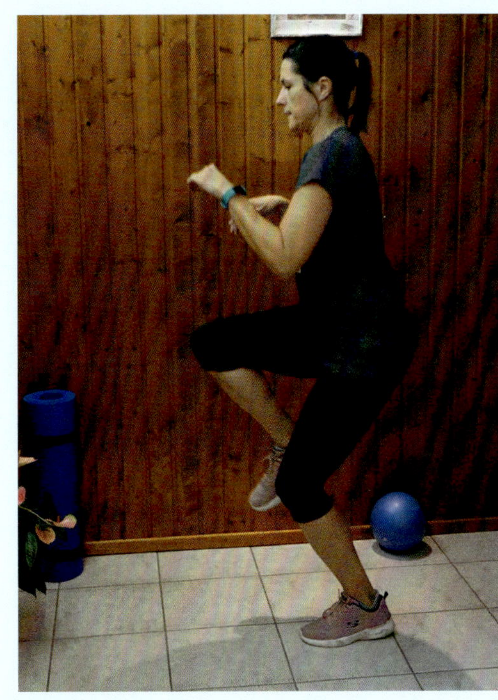

Abbildung 12: Pferd/Pferdchensprünge (links und rechts)

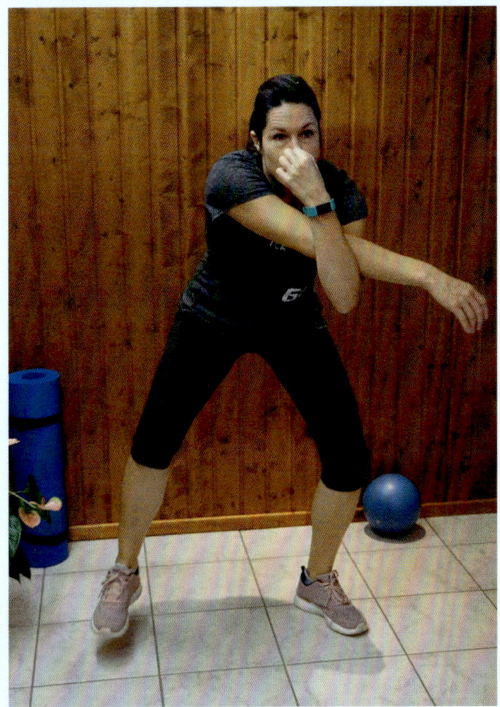

Abbildung 13: Elefant (mit den Händen Rüssel bilden)

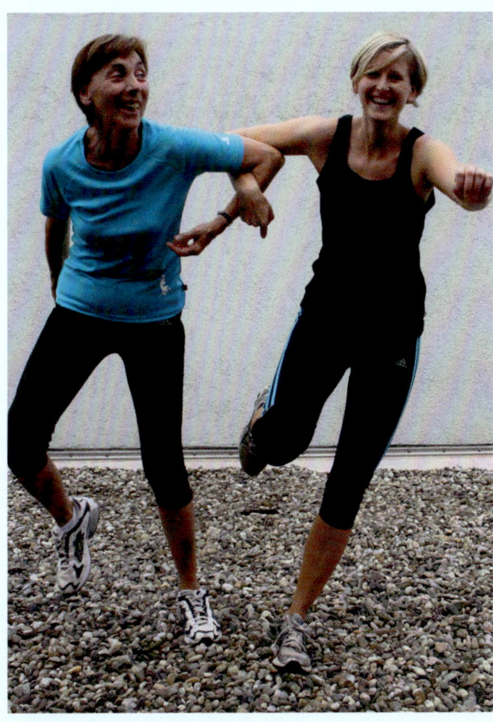

Abbildung 14: Betrunken gehen

Weitere Beispiele für VGT:

- Schnelle Schritte vorwärts, rückwärts und seitwärts
- Im Wechsel Knie hochziehen und Fersen an den Po
- Inlineskating- oder Schlittschuhschritt
- Stampfen und Schleichen (eventuell mit Signal zum Wechsel)
- Seitwärts laufen oder seitwärts über Kreuz laufen
- Hopserlauf oder leichter Sprunglauf
- Trommelgehen: freies Gehen und dabei mit den Händen im Wechsel auf Rücken und Bauch trommeln
- Armbewegungen beim Gehen (berühren der Hände: Kopf – Schulter – Becken – Oberschenkel)
- Gehen und Klatschen (klatschen der Hände zum Schritttakt, abwechselnd vor und hinter dem Körper klatschen)
- Kurze Sprints (ca. fünf bis zehn schnelle Schritte)

Dynamisches Gleichgewicht

- Gehen auf Zehenspitzen/Ferse/Fußaußenkante und -innenkante (vw./rw.)
- Gehen mit geschlossenen Augen (vw./rw.)
- Gehen und bei jedem Schritt kurz die Position auf einem Bein halten und erst dann das andere Bein absetzen
- Gang-Parcours mit Unebenheiten
- Auf der Stelle von einem auf das andere Bein springen, kurz halten (offene, geschlossene Augen)
- Beidbeinig vorwärts springen (weit/hoch; offene/geschlossene Augen)
- Von einem Bein auf das andere vorwärts oder seitlich springen (hoch/weit)
- Beidbeinig, schnelle, kurze Sprünge

Statisches Gleichgewicht

- Die Übungen können erschwert werden, wenn die Untergründe verändert werden (barfuß, weiche Matte, Wiese, Sand usw.)
- Einbeinstand
- Einbeinstand mit geschlossenen Augen
- Einbeinstand, Ball hochwerfen und wieder fangen (auch als Partnerübung: Ball zuwerfen)
- Einbeinstand mit geschlossenen Augen und leicht geschubst werden
- Einbeinstand mit angewinkeltem, vorne angehobenem oder seitlich abgespreiztem Bein

Tanzschritte

- Langsamer Walzer, Rumba, Cha-Cha-Cha u. v. m.
- Schrittfolge (rechts vor, links vor, rechts rück, links rück) auf Musik
- Überkreuzschritt nach rechts, dann klatschen; das Gleiche nach links

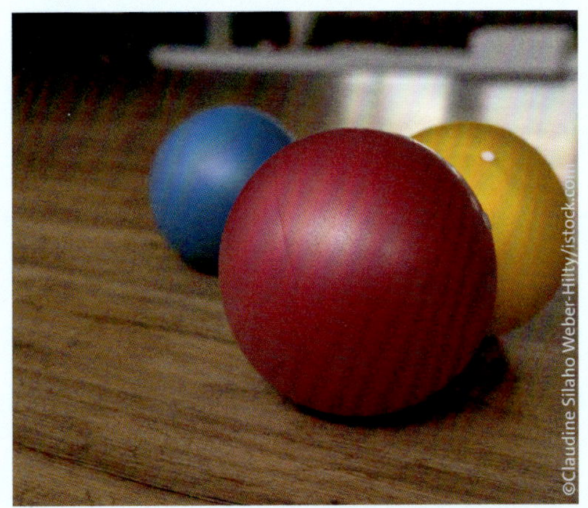
©Claudine Silaho Weber-Hilty/istock.com

Übungen mit dem Ball

- Zunächst vorwärts gehen und den Ball mit beiden Händen hochwerfen und fangen (auch rückwärts)
- Vorwärts gehen und den Ball mit einer Hand werfen und fangen (Hände wechseln, rückwärts und vorwärts im Wechsel)
- Vorwärts gehen und den Ball immer abwechselnd unter einem Bein von der einen Hand in die andere übergeben (Tempo erhöhen)
- Ball im Gehen auf den Boden prellen
- Ball im Gehen um die Hüfte kreisen
- Ball im Gehen um die Hüfte kreisen und sich dabei um die eigene Körperlängsachse drehen
- Partnerübung: Zwei Personen stehen sich gegenüber, beide gehen seitlich, schauen sich an und werfen sich den Ball zu (auch mit zwei Bällen möglich)
- Ball auf den Boden legen und versuchen, ihn im Gehen mit den Füßen zu führen (Fußball)
- Partnerübung: Zwei Personen stehen sich gegenüber, beide gehen seitlich und schießen sich den Ball zu (auch mit zwei Bällen möglich)

Hilfen bei Gang- und Laufübungen

Alle Gang- und Laufübungen sind auch bei eingeschränkter Geh- und Stehfähigkeit durchführbar. Im Folgenden finden Sie Hilfen, die Ihnen Übungen erleichtern können, sodass die Übungen trotz Einschränkungen ausgeführt werden können:

- Treppengeländer,
- Küchenzeile,
- Wand,
- Partner,
- Nordic-Walking-Stöcke,
- Rollator, wenn kein*e Partner*in da ist.

Wichtig ist, dass man sich beim Laufen nicht komplett abstützt, sondern so frei wie möglich läuft. So bewahrt man die natürliche Laufhaltung und die Effekte sind größer.

Das freie Gehen trainiert immer das Gleichgewicht. Durch eine möglichst aufrechte Position werden auch die notwendigen Muskeln trainiert, die man zum Laufen braucht.

Krafttraining

Das Wichtigste auf einen Blick: Krafttraining

- Krafttraining fördert den Muskelaufbau und die Aktivierung der Muskeln durch die Nerven. Beides steigert die Kraft.
- Krafttraining stärkt neben den Muskeln auch die Bänder, Sehnen und Knochen. Daher beugt es Fehlhaltungen, Arthrose und Osteoporose vor.
- Anfänger sollten zwei bis drei Mal pro Woche ein Krafttraining durchführen.
- Zwischen zwei Trainingseinheiten sollten mindestens 48 Stunden liegen, da der Körper Zeit zur Regeneration braucht.
- Sind die ersten Trainingseffekte zu sehen, kann man je nach Ziel die Belastung im Training erhöhen, um wieder neue Reize zu setzen. Beim Kraftausdauertraining kann man die Pausen verkürzen, die Geschwindigkeit und später auch das Gewicht erhöhen. Bei den anderen Krafttrainingsmethoden erhöht man zunächst die Wiederholungszahl einer Übung, dann erst die Serienzahl und das Gewicht um zehn bis zwanzig Prozent.
- Die Anpassungen des Krafttrainings dauern zwischen zwei und sechs Wochen.

Kraft braucht man, um Sport- und Alltagsbewegungen durchführen zu können, die mehr als 30 Prozent der Maximalkraft beanspruchen. Ebenfalls benötigt man Kraft, um die Gelenke zu stabilisieren, wenn Bewegungen ausgeführt werden.

Die Muskeln stabilisieren den Körper und bewegen ihn. Sind die Muskeln zu schwach, können sie den Körper nicht gegen die Schwerkraft aufrecht halten, wodurch Fehlhaltungen entstehen und die gesamte Last auf die Gelenke fällt. Dies kann zu einem verstärkten Gelenkverschleiß führen.

Mit zu wenig Kraft können manche Bewegungen gar nicht erst durchgeführt werden. Außerdem werden beim Krafttraining durch den Zug der Muskeln auch die Sehnen, Bänder und Knochen gekräftigt.

Bei Nichtgebrauch der Muskeln bauen sich diese schneller ab, als sie sich bei Gebrauch aufbauen. Das Krafttraining beugt dem Kraftverlust vor und maximiert die Kraft, damit man weiterhin in der Lage ist, Alltagsbewegungen und sportliche Bewegungen durchzuführen. Krafttraining ist daher immer und für alle wichtig.

Woher kommt die Kraft?

Die Kraft setzt sich zusammen aus dem Muskelquerschnitt, der Anzahl der aktivierten Muskeln (Intermuskuläre Koordination) und der Anzahl der aktivierten Muskelfasern im Muskel (Intramuskuläre Koordination). Für eine optimale Aktivierung der Muskeln sind die Nerven wichtig.

Die Entfaltung der maximalen Kraft ist zum einen abhängig vom Muskelquerschnitt und zum anderen von der Ansteuerung des Muskels durch die Nerven (Inter- und Intramuskuläre Koordination). Somit gibt es verschiedene Arten, wie man die maximale Kraft steigern kann.

Am bekanntesten ist der Kraftzuwachs durch eine **Vergrößerung der Muskelmasse** beziehungsweise des Muskelquerschnitts, wie es bei Bodybuildern sehr gut zu sehen ist. Dabei vermehren sich die Strukturen, die den Muskel beim Anspannen zusammenziehen.

Eine weitere Methode ist der Kraftzuwachs durch eine bessere **Inter- und Intramuskuläre Koordination**. Intermuskuläre Koordination bedeutet die Einschaltung aller Muskeln, die an der Bewegung hauptsächlich beteiligt sind (Agonisten) und die helfend mitwirken (Synergisten) sowie eine Hemmung der entgegenwirkenden Muskeln (Antagonisten). Die Auswahl, welche Muskeln für eine Bewegung aktiviert werden, wird zentral im Gehirn festgelegt und über Nervenbahnen an die jeweilige Muskulatur weitergeleitet. Intramuskuläre Koordination bedeutet, dass möglichst viele Muskelfasern in einem Muskel mit aktiviert werden, um so die größte Leistung eines Muskels zu entfalten.

Exkurs:

Muskelfasern

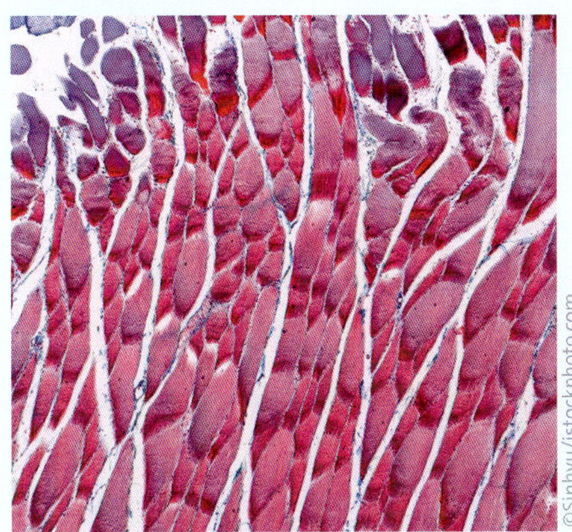
©Sinhyu/istockphoto.com

Der Muskel setzt sich aus schnell zuckenden (fast-twitch = FT-) Fasern und langsam zuckenden (slow-twitch = ST-) Fasern zusammen.

Die FT-Fasern müssen stark von den Nerven erregt werden, damit sie aktiv werden. Sie können schnell hohe Kräfte produzieren, ermüden dafür aber sehr schnell. Die ST-Fasern dagegen haben eine geringe Erregungsschwelle, entfalten eine geringe Kraft, sind aber dafür ausdauernder (ermüdungsresistenter).

Die verschiedenen Trainingsformen trainieren entweder mehr die ST- oder die FT-Fasern oder beide gleichermaßen.

Unterschiedliche Trainingsmethoden je nach Trainingsziel

In Tabelle 6 sind verschiedene Methoden zur Steigerung der Kraft dargestellt. Diese dienen der Vollständigkeit wegen als Überblick, sind aber nicht für alle geeignet. Beispielsweise ist ein IK-Training mit Gewichten nur für sehr geübte Sportler*innen zu empfehlen, da die Bewegungsgeschwindigkeit sowie die Belastung sehr hoch sind und somit eine korrekte Bewegungsausführung erfordern. Dennoch kann ein IK-Training auch im Alltag stattfinden. Für Menschen mit sehr starken Einschränkungen kann ein mehrmaliges Aufstehen von einem Stuhl bereits eine sehr hohe Intensität bedeuten.

Alle Krafttrainingsmethoden können entweder dynamisch oder statisch trainiert werden. Ein dynamisches Training bedeutet, dass man in der Bewegung trainiert. Zum Beispiel streckt und beugt man das Bein im Wechsel. Statisches, auch isometrisches Training genannt, bedeutet, dass man den Muskel nur durch Anspannung gegen einen Widerstand aber ohne Bewegung aktiviert. Ein Beispiel ist das Halten einer schweren Kiste auf Bauchhöhe.

Für **Menschen mit MS**, die mit dem Krafttraining beginnen, eignet sich das Kraftausdauertraining. Danach empfehlen wir unbedingt den Übergang zum Muskelaufbautraining (Methode Querschnittvergrößerung). Geübete und langjährige Kraftsportler*innen können unter professioneller Anleitung ein IK-Training durchführen.

Tabelle 6: Methoden des Krafttrainings (Methode der Intramuskulären Koordination (IK), Methode der Querschnittvergrößerung, Methode zur Kraftausdauer und Mischmethode)

Methode	Intensität (1 WM)	Wdh.	Serien	Pause	Tempo
Intramuskuläre Koordination (IK)	90 – 100 %	1 – 3	3 – 6	≥ 6 min	zügig explosiv
Querschnitt-vergrößerung	60 – 85 %	6 – 20	5 – 6	2 – 3 min	langsam – zügig
Kraftausdauer	50 – 60 %	20 – 40	6 – 8	30 – 60 s	langsam – zügig
Mischmethode	60 – 90 %	8 – 15	1 – 3	2 – 4 min	langsam – zügig

1 WM = 1 Wiederholungsmaximum = 100 %, Wdh. = Wiederholungen pro Serie, drei Serien = 3 x 15 Wiederholungen ausführen, Pause = Pause zwischen den Serien, Tempo = Bewegungsgeschwindigkeit (modifiziert nach Güllich & Schmidtbleicher, 1999)

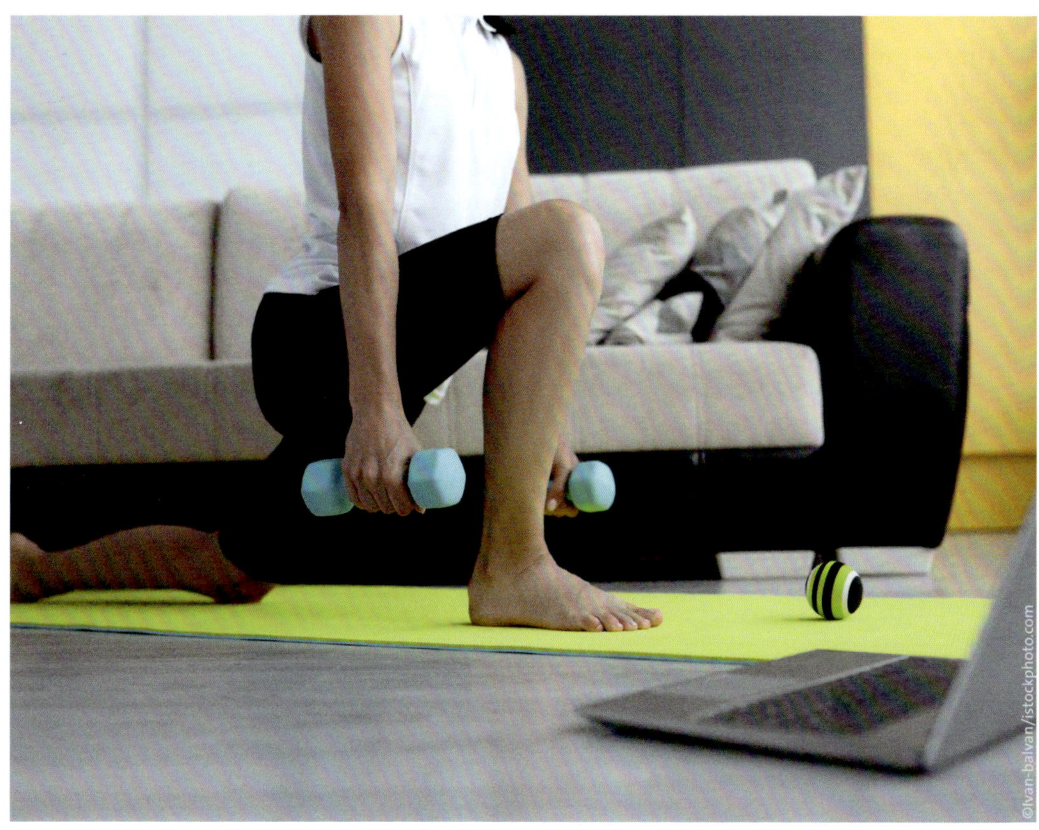
©Ivan-balvan/istockphoto.com

Wie sieht die Praxis aus?

Wer mit dem Muskelaufbautraining beginnt, sollte **zwei- bis dreimal pro Woche** ein Krafttraining durchführen, mit acht bis fünfzehn Wiederholungen, sodass nach den fünfzehn Wiederholungen eine deutliche Ermüdung des Muskels eintritt. Insgesamt sollten ein bis drei Serien pro Übung durchgeführt werden.

Die **Übungsgeschwindigkeit** sollte in einer mittleren Geschwindigkeit ausgeführt werden (ein bis zwei Sekunden für z. B. die Beinbeugung und ein bis zwei Sekunden wieder für die Beinstreckung). Insgesamt sollten vier bis acht **verschiedene Übungen** gemacht werden, welche die wichtigsten Muskeln (Rücken, Bauch, Beine, Arme) abdecken. Zwischen den Übungen sollten zwei bis vier Minuten **Pause** gemacht werden. Zwischen zwei Trainingseinheiten sollten mindestens 48 Stunden liegen.

Sind die ersten Trainingseffekte zu sehen, kann man je nach Ziel die Belastung im Training erhöhen, um wieder **neue Reize** zu setzen.

Zum einen kann man beim Kraftausdauertraining die Pausen verkürzen, die Geschwindigkeit und später auch das Gewicht erhöhen. Bei den anderen Krafttrainingsmethoden erhöht man zunächst die Wiederholungszahl, dann erst die Serienzahl und das Gewicht um zehn bis zwanzig Prozent.

Erste Leistungszuwächse treten nicht schon nach einer Woche ein!

Die neuronale Aktivierung verbessert sich nach zwei bis drei Wochen, ein Zuwachs des Muskelquerschnitts tritt frühestens nach vier bis sechs Wochen ein. Der Organismus braucht Zeit, um sich an die neue Situation zu gewöhnen, erst dann treten die Effekte ein. Wann genau dies eintritt, ist bei jedem Individuum verschieden, da jede Person andere Voraussetzungen mitbringt.

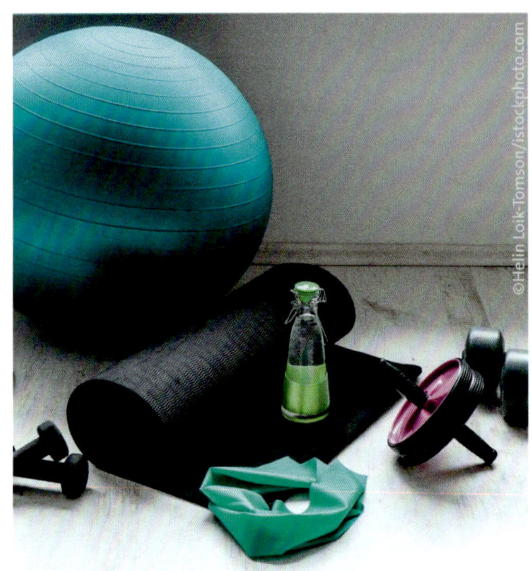
©Helin Loik-Tomson/istockphoto.com

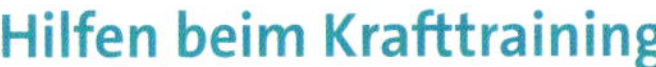

Hilfen beim Krafttraining

Um ein Krafttraining durchzuführen, braucht man nicht viel. Denn es gibt verschiedene Varianten, wie man die Übungen durchführen kann. Es gibt:

- Übungen mit dem eigenen Körpergewicht (z. B. Kniebeugen, Sit-ups, Liegestütze)
- Übungen mit Gewichten/Hanteln (Trainingsgeräte im Fitnessstudio, Sprudelflaschen, Sandsäckchen oder sonstige Gewichte)
- Übungen mit dem Gymnastikband (z. B. Thera-Band®)

Ein Krafttraining können nahezu alle durchführen. Man kann viele Übungen im Sitzen, Stehen und Liegen durchführen. Insbesondere Übungen für den Oberkörper sind sehr gut im Sitzen möglich. Wer stehen kann, sollte bei den Übungen stehen, da so zusätzlich das Gleichgewicht trainiert wird und alle Muskeln, die für einen sicheren Stand notwendig sind. Wer ohne Hilfe nicht stehen kann, sollte sich auf einen Hocker oder Stuhl setzen und die Übungen im Sitzen durchführen.

Achtung: Verwenden Sie zum Training niemals einen Drehstuhl, das ist gefährlich!

Wer eine schwächere Seite hat, sollte sich im Haus Möglichkeiten suchen, wie er das Bein oder den Arm befestigen kann, sodass die Übung trotzdem ausgeführt werden kann. Ein Beispiel wäre, seinen schwächeren Arm bei Wandliegestützen auf einer Türklinke oder auf einem Regal abzustützen.

Gymnastikbänder werden einerseits zur Widerstandserhöhung verwendet, andererseits können sie aber auch als Hilfe bei Übungen dienen. Zum Beispiel kann das Gymnastikband beim Radfahren mit einem Bein im Sitzen oder im Liegen um den Fuß gelegt werden. Durch den Zug der Hände kann die Beinbewegung stabilisiert werden und dabei helfen, das Bein oben zu halten.

Übungen

Krafttraining

Die folgenden Kräftigungsübungen sind nach der zu kräftigenden Muskelgruppe aufgelistet und enthalten teilweise nur isometrische, nur dynamische Übungen oder beides. Manche Übungen werden nur für eine Seite oder Extremität (Arm/Bein) beschrieben. Sie sollten natürlich die Übungen auch für die andere Seite oder Extremität durchführen. Wenn mehrere Übungen angegeben werden, müssen nicht alle Übungen, sondern nur eine durchgeführt werden.

Die **isometrischen Kräftigungsübungen** sollten etwa zehn bis fünfzehn Sekunden gehalten und zwei bis drei Mal ausgeführt werden (kurz: **2 bis 3 Sätze à 10 bis 15 s**).

Die **dynamischen Kräftigungsübungen** sollten zwei bis drei Mal mit zehn bis fünfzehn Wiederholungen ausgeübt werden (kurz: **2 bis 3 Sätze à 10 bis 15 Wdh.**).

Insgesamt sollten vier bis acht Übungen absolviert werden, die die wichtigsten Muskelgruppen trainieren (kurz: **4 bis 8 Übungen**).

Achtung: Egal ob eine Übung isometrisch oder dynamisch durchgeführt wird, halten Sie nicht die Luft an, sondern atmen Sie bei jeder Übung ruhig weiter!

Oberschenkelmuskulatur

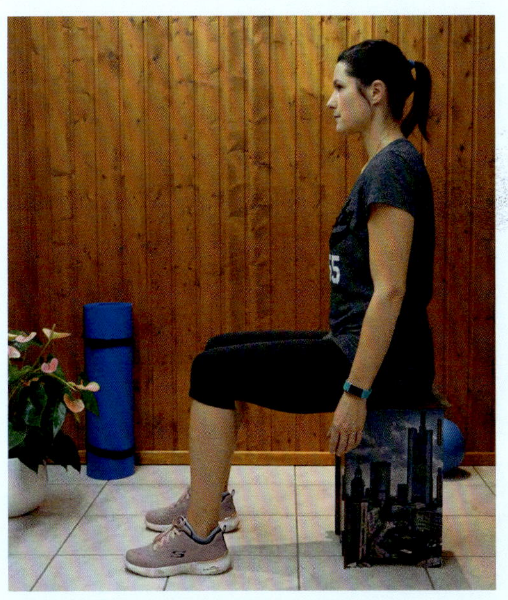

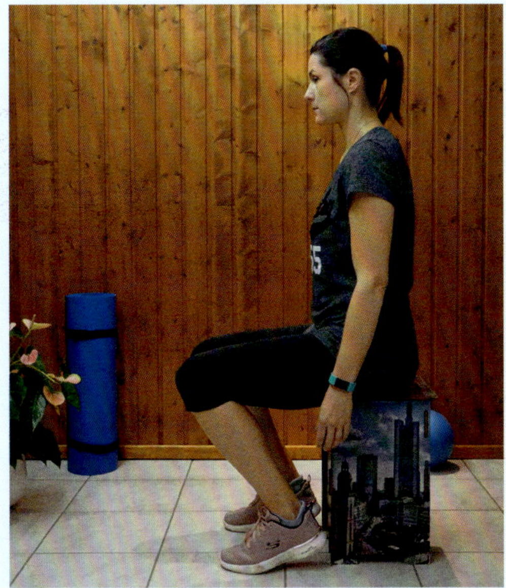

Abbildung 15: „Oberschenkelrückzieher", Ausgangs- (links) und Endposition (rechts)

Isometrisch

„Oberschenkelrückzieher“ im Sitzen: Aufrecht sitzen, Füße hüftbreit unter den Knien. Füße fest in den Boden drücken und dann Richtung Stuhlbein ziehen, aber den Druck zum Boden beibehalten. Wer fest genug die Füße in den Boden drückt, kann die Übung ohne Bewegung durchführen. Trainiert Oberschenkelrückseite und Gesäßmuskulatur. (Abb. 15)

Dynamisch

„Beinstrecker“ im Stehen oder Sitzen: Ein Bein anheben und es im Wechsel strecken und beugen (Oberschenkelvorderseite). (Abb. 16)

„Aufsteiger“: Im Stand ein Bein hochheben (Kniehub) und dabei die Arme mit hochführen. Kurz halten, dann wieder absetzen und die Arme zur Schulter zurückführen. Dann das Bein wechseln (→ Hüftbeuger/Beinheber).

Variation: Im Sitzen mit den Beinen marschieren oder Radfahren.

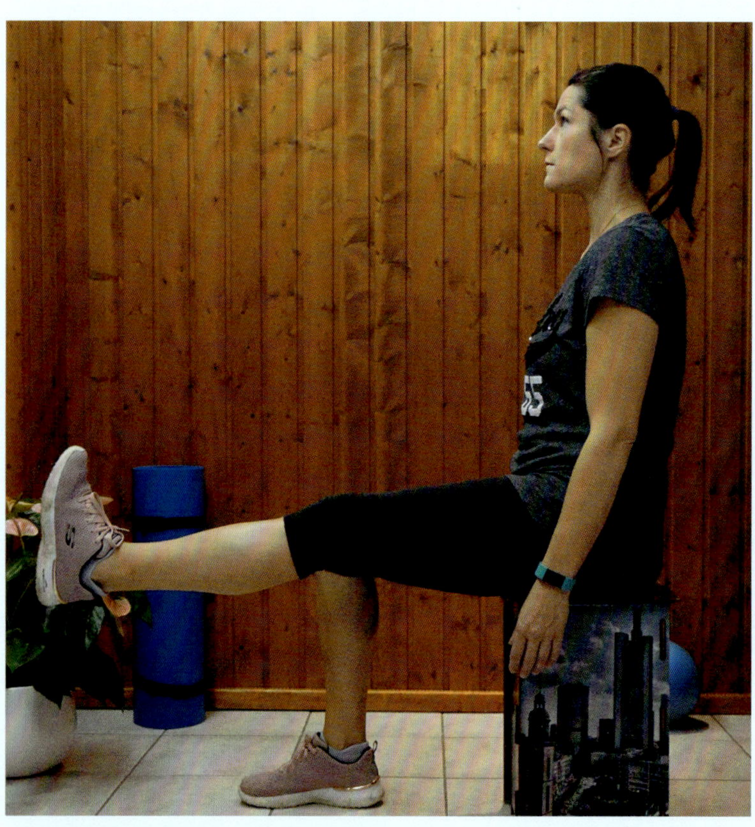

Abbildung 16: „Beinstrecker“

Innere und äußere Beinmuskulatur

Isometrisch

„Hahnenkampf" im Stehen oder Sitzen: Zu zweit gegenüber im Einbeinstand oder in relativ hohem Sitz, die Fußinnenseite gegen die Fußinnenseite des Partners drücken. Danach Fuß- bzw. Beinwechsel. Zur Kräftigung der äußeren Beinmuskulatur müssen jeweils die Fußaußenseiten gegeneinander gedrückt werden. (Abb. 17)

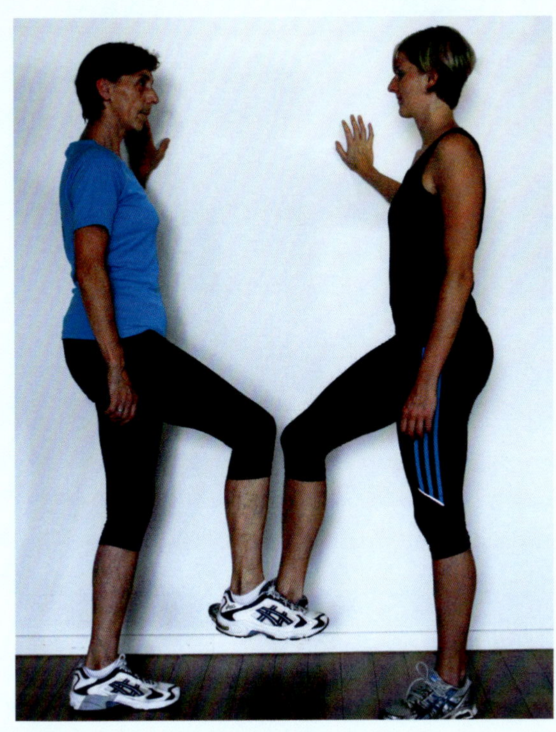

Abbildung 17: „Hahnenkampf"

„Kniedrücken außen" im Sitzen: Aufrecht sitzen, Füße stehen hüftbreit unter den Knien. Hände drücken von außen gegen die Knie und die Knie drücken gegen den Widerstand der Hände nach außen.

„Kniedrücken innen" im Sitzen: Aufrecht sitzen, Füße stehen hüftbreit unter den Knien. Hände drücken von innen gegen die Knie nach außen und die Knie drücken gegen den Widerstand der Hände nach innen.

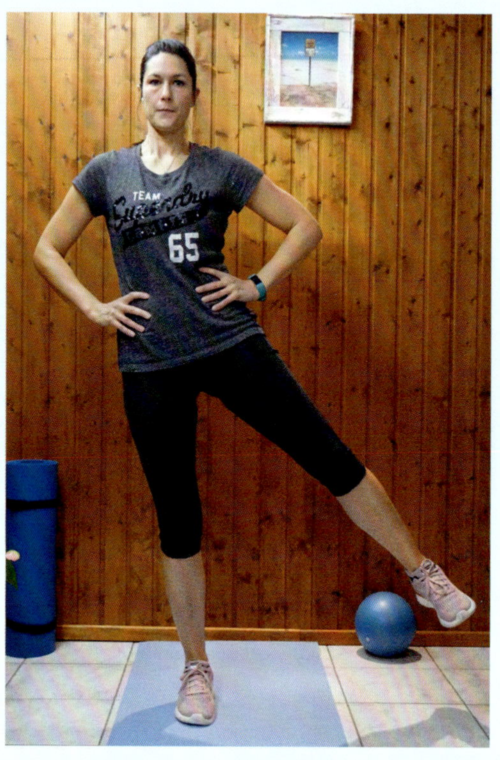

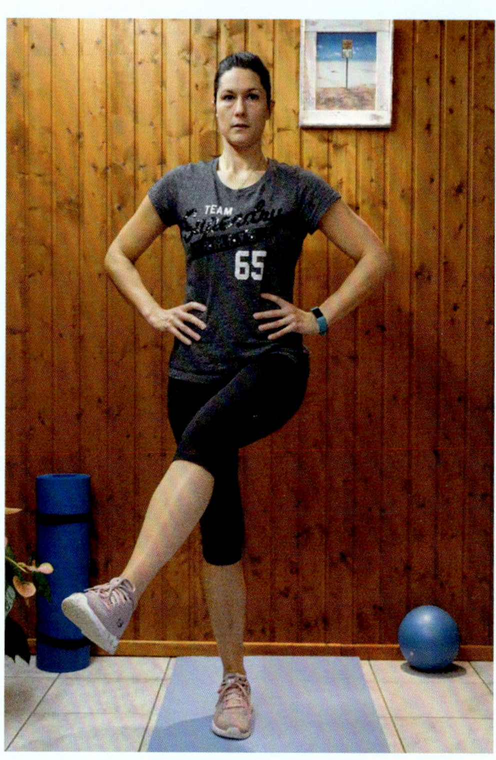

Abbildung 18: „Beinpendel“ Oberschenkelaußenseite (links) und -innenseite (rechts)

Dynamisch

„Kniedrücken außen mit Gymnastikband“ im Sitzen wie S. 55: Gymnastikband einmal um beide Oberschenkel wickeln, sodass es leicht gespannt ist. Jetzt beide Knie nach außen gegen den Widerstand des Bands drücken und wieder locker lassen.

„Beinpendel“ im Stehen: Sicherer Stand, Standbein leicht gebeugt, Schwungbein gestreckt und Fußspitze zum Schienbein ziehen. Schwungbein nach außen abspreizen und wieder nach innen führen, bis es das Standbein kreuzt. (Abb. 18)

Variation „Übung mit Gymnastikband“: Band um einen Fuß und um eine stabile Säule (z. B. stabiles Tischbein) als Schlaufe binden. Seitlich stehen, damit man gegen den Zug des Bands das Bein nach außen abspreizen kann. Auf die andere Seite stellen, um das Bein gegen den Widerstand des Bands nach innen zu führen.

Gesäßmuskulatur

Isometrisch

„Wanddrücken" im Stehen: Ein Bein anwinkeln und nach hinten schieben (als ob man die Wand wegdrücken würde) bis sich die Gesäßmuskulatur anspannt.

Als taktile Hilfe, die Fußsohle gegen eine Wand stellen und fest gegen die Wand drücken, als ob man die Wand wegschieben möchte.

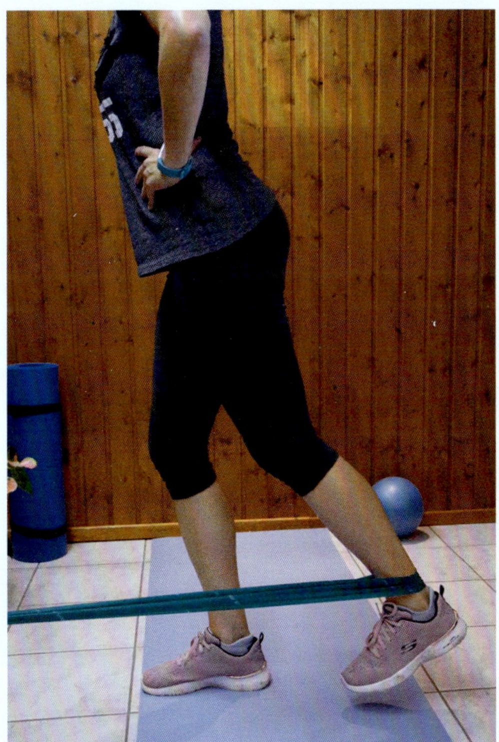

Abbildung 19: „Wanddrücken mit Gymnastikband"

Dynamisch

Variation „Wanddrücken mit Gymnastikband": Band an einem stabilen Gegenstand auf Knöchelhöhe befestigen und den Fuß in die Schlaufe stellen. Gegen den Widerstand des Bands das Bein gestreckt nach hinten bewegen und wieder nach vorne. (Abb. 19)

Variation „Wanddrücken im Liegen": In der Bauchlage: Ein Bein anwinkeln, Zehenspitze zum Schienbein ziehen. Oberschenkel vom Boden abheben, als ob man den Fuß gegen die Decke drückt. Dann den Oberschenkel wieder senken.

Variation „Wanddrücken im Vierfüßlerstand": Wie im Liegen, ein Bein Richtung Decke schieben und wieder senken.

„Seitliches Beinheben" im Liegen in der Seitlage: Der Körper bildet eine Gerade. Der Kopf liegt auf dem unteren Arm. Der obere Arm stabilisiert den Körper, indem er vor dem Körper stützt. Das obere Bein seitlich anheben und wieder senken. Beim Anheben des Beines, die Hüfte gerade lassen und nicht aufdrehen (→ seitliche Gesäßmuskulatur).

Schienbeinmuskulatur

Isometrisch

„Fußheber" im Sitzen: Entweder auf einem Stuhl oder auf dem Fußboden sitzen. Fußspitze hinter einer Kante (z. B. Bettrahmen oder Couch) und die Fußspitze gegen den Widerstand zum Schienbein ziehen. (Abb. 20)

Dynamisch

„Fußheber" im Stehen oder Sitzen: Gymnastikband um die Fußspitze (Fußrücken) und an einem gegenüberliegenden stabilen Gegenstand als Schlaufe befestigen, sodass man die Fußspitzen gegen den Widerstand des Bands zum Schienbein ziehen kann. Im Wechsel die Fußspitze anziehen und wieder locker lassen. Dann der andere Fuß.

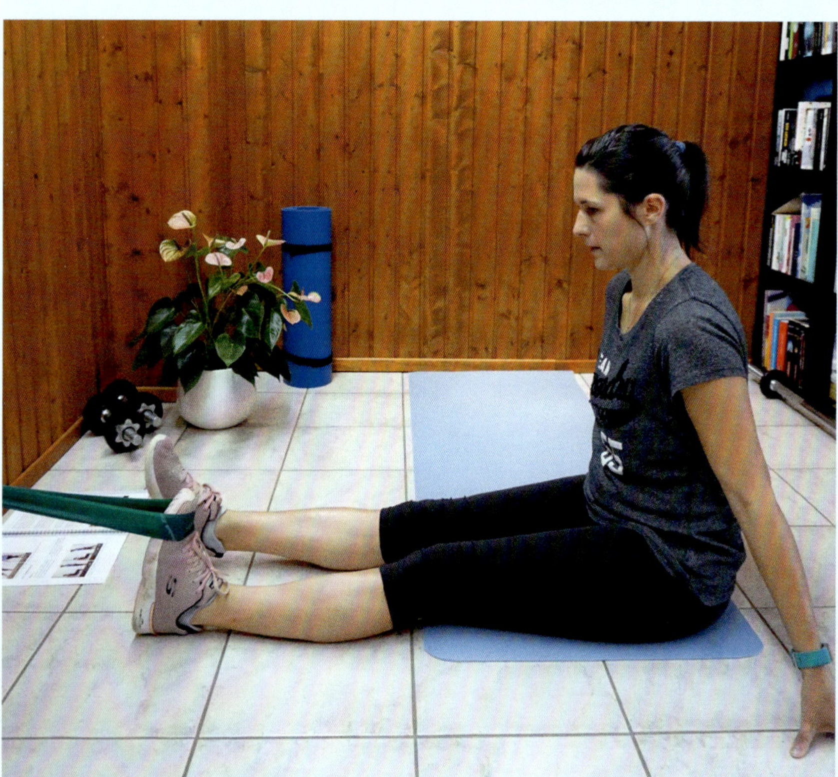

Abbildung 20: „Fußheber"

Wadenmuskulatur

Isometrisch

„Zehenspitzenstand" im Stehen: Beidbeinig die Fersen vom Boden abheben und halten.

Dynamisch

„Zehenspitzenstand" im Stehen: Wie oben, aber heben und senken der Fersen im Wechsel. Noch anspruchsvoller ist die Übung, wenn die Fersen beim Senken nie den Boden berühren, sondern kurz vor dem Boden wieder angehoben werden.

„Zehenstrecker" im Sitzen: Gymnastikband um die Fußsohle auf Ballenhöhe wickeln und die Enden mit den Händen greifen. Jetzt gegen den Widerstand des Bands den Fuß strecken und wieder locker lassen. (Abb. 21)

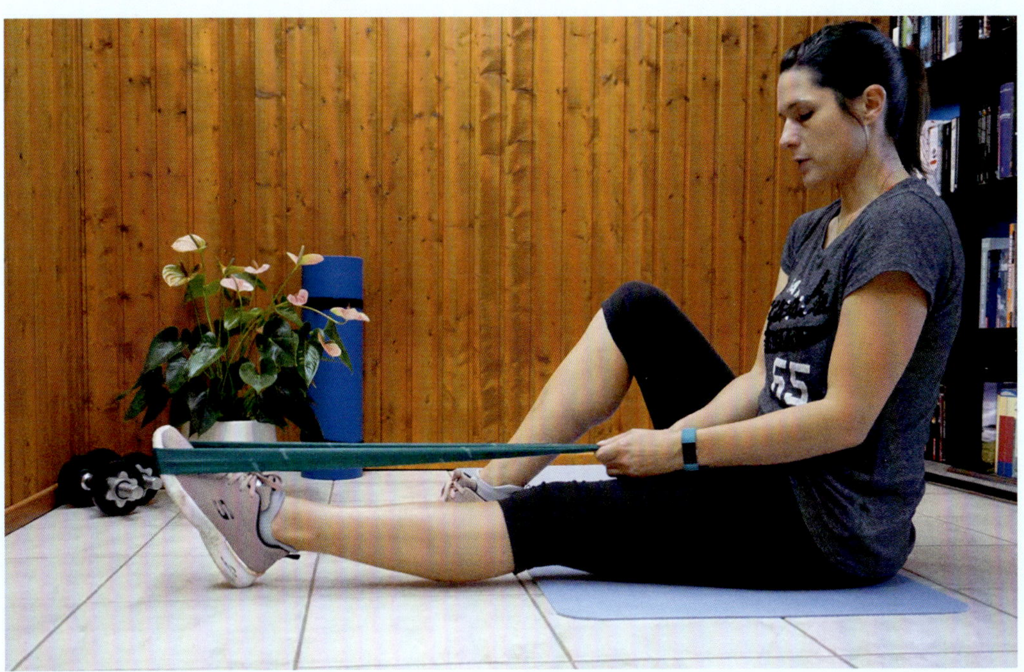

Abbildung 21: „Zehenstrecker"

Muskelkettentraining (Ganzkörperspannung)

Isometrisch

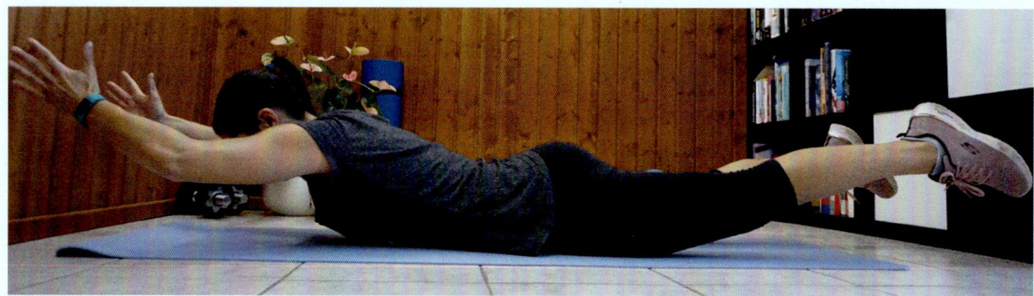

Abbildung 22: „Schiffchen“

„Schiffchen“ im Liegen: In der Bauchlage Arme (nach vorne gestreckt) und Beine anheben und halten. Dabei gleichmäßig weiteratmen und nicht die Luft anhalten. (Abb. 22)

Variation: Nur das linke Bein und den rechten Arm anheben, 15 Sekunden halten, dann die andere Seite.

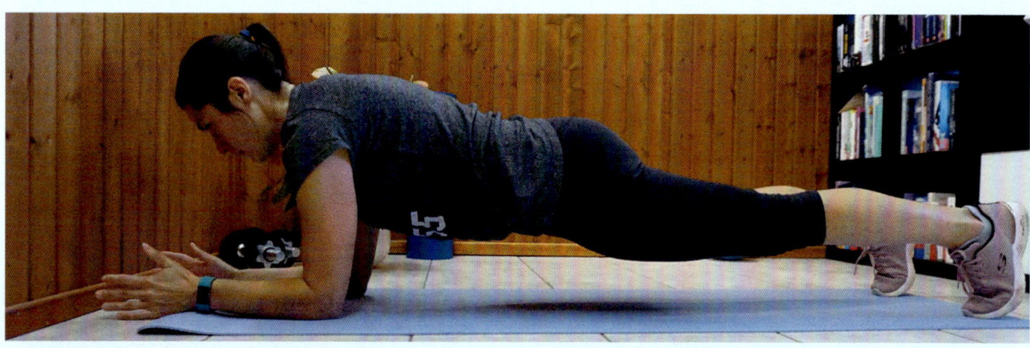

Abbildung 23: „Unterarmstütz“

„Unterarmstütz“ im Liegen: In der Bauchlage auf die Unterarme und Füße stützen und den restlichen Körper anheben. Der Körper sollte gerade wie ein Brett sein. Nicht das Gesäß nach oben strecken oder den Bauch durchhängen lassen (→ v. a. Bauchmuskulatur, schulterstabilisierende Muskulatur, Gesäßmuskulatur). (Abb. 23)

Tipp: Bauch einziehen, Gesäß anspannen und gleichmäßig weiteratmen. Einfacher ist die Übung, wenn man sich anstatt auf die Füße, auf die Knie stützt.

„Seitstütz“: Wie der Unterarmstütz, nur dass man sich seitlich auf den Unterarm und den Füßen stützt. Auch hier sollte der Körper eine Gerade bilden. Kopf, Schulter, Hüfte, Knie und Füße bilden eine Linie (→ v. a. seitliche Muskulatur/Taille und schulterstabilisierende Muskulatur). Auch hier kann die Übung erleichtert werden, indem man sich auf die Knie abstützt. (Abb. 24)

„Partnerschieben“ im Stehen: Zu zweit gegenüber stehen, Hände gegeneinander drücken und dann versuchen, sich gegenseitig wegzuschieben. (vgl. Abb. 11, S. 44)

Variation „Wandschieben“ ohne Partner: Hände gegen eine Wand drücken und versuchen, diese wegzuschieben. (vgl. Abb. 10, S. 43)

Dynamisch

„Schiffchen“ im Liegen: In der Bauchlage Arme und Beine im Wechsel anheben und wieder absenken (v. a. Rückenmuskulatur).

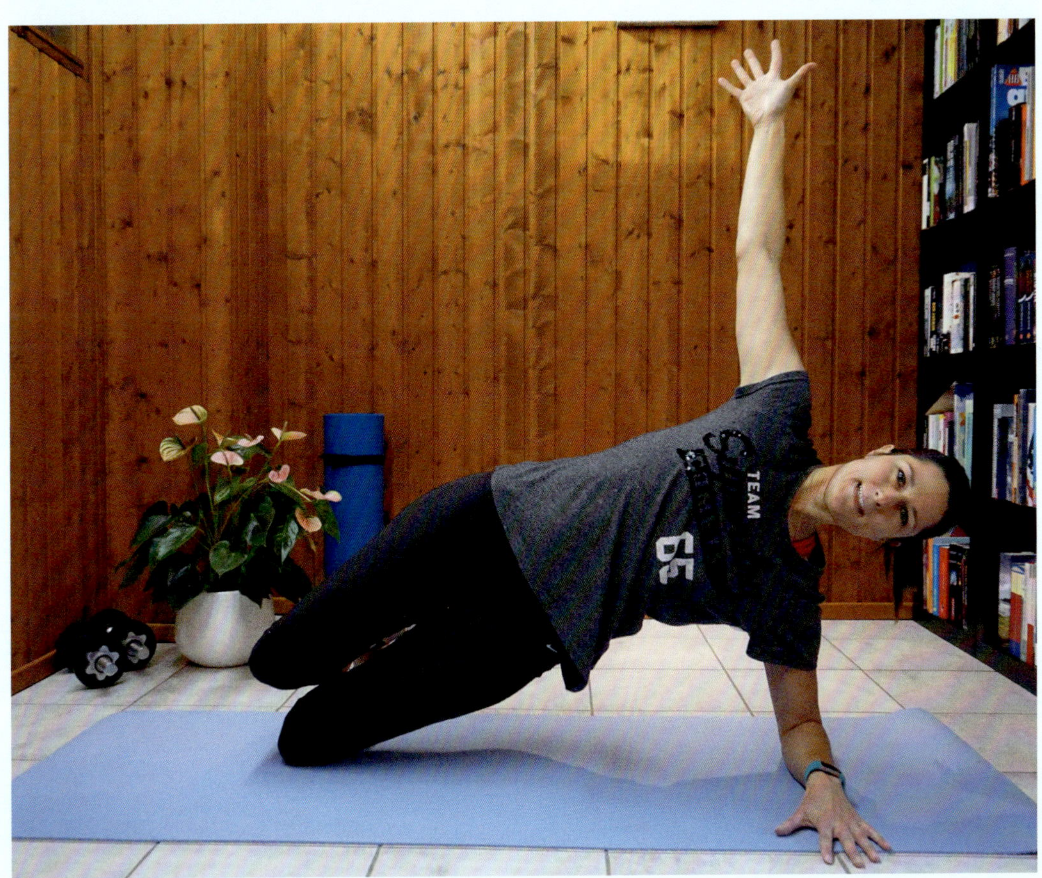

Abbildung 24: „Seitstütz“ einfachere Variante

Bauchmuskulatur

Isometrisch/Dynamisch

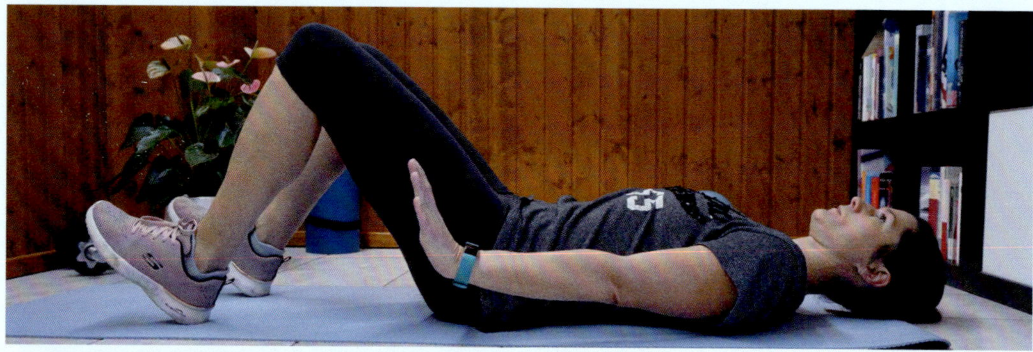

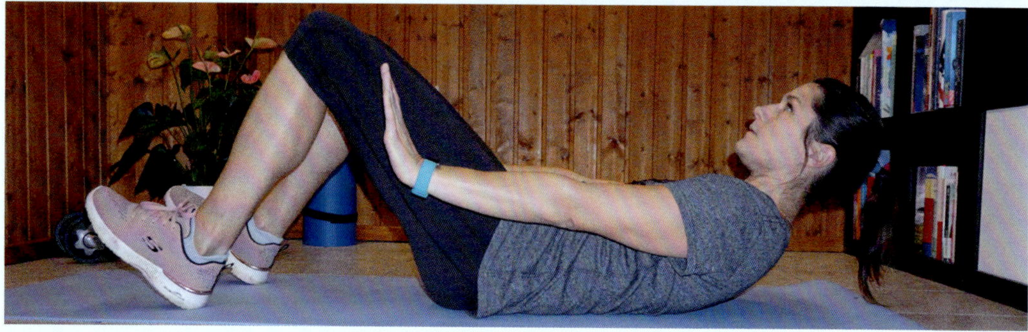

Abbildung 25: „Crunches", Ausgangs- (oben) und Endposition (unten)

„Crunches" im Liegen in der Rückenlage: Beine angewinkelt aufstellen oder hochhalten, Hände fassen an den Nacken. Jetzt den Oberkörper anheben bis die Schulterblätter vom Boden abheben und halten. Bei der dynamischen Ausführung wird im Wechsel der Oberkörper angehoben und wieder abgesenkt. Die Bewegung wird aus der Bauchmuskulatur heraus eingeleitet und nicht durch ein Ziehen der Hände am Nacken (→ gerade Bauchmuskulatur). (Abb. 25)

Tipp: Bei isometrischen Übungen immer gleichmäßig weiteratmen und nicht die Luft anhalten oder herauspressen. Während der Anspannung (Oberkörper anheben) ausatmen und in der Entspannung (Oberkörper auf dem Boden) einatmen. Schwerer wird die Übung, wenn der Oberkörper nicht komplett auf den Boden abgelegt, sondern kurz vor der Bodenberührung wieder angehoben wird.

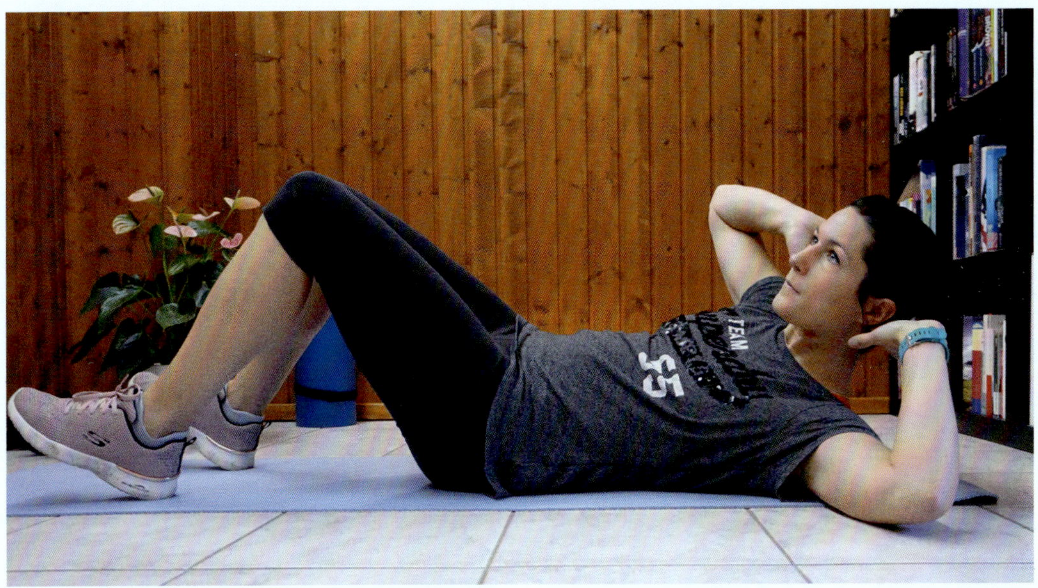

Abbildung 26: „Seitliche Crunches" Endposition

„Seitliche Crunches": Wie die einfachen Crunches, aber beim Anheben den Oberkörper zu einer Seite drehen, sodass der rechte Ellenbogen Richtung linkem Knie zeigt und nur das rechte Schulterblatt vom Boden abhebt. Dann wieder absenken und zur anderen Seite anheben (→ schräge Bauchmuskulatur). (Abb. 26)

„Beine kippen" im Liegen in der Rückenlage: Die Beine angewinkelt anheben und langsam nach rechts kippen, kurz halten und wieder zurück zur Mitte. Dann zur anderen Seite.

Tipp: Je weiter man die Beine zur Seite kippt, desto schwieriger wird die Übung, da man mehr mit dem Körper dagegen halten muss, um nicht ganz zur Seite zu kippen. Man sollte auch darauf achten, dass ein Hohlkreuz während der Übung vermieden wird, indem man den Bauchnabel fest zum Boden zieht.

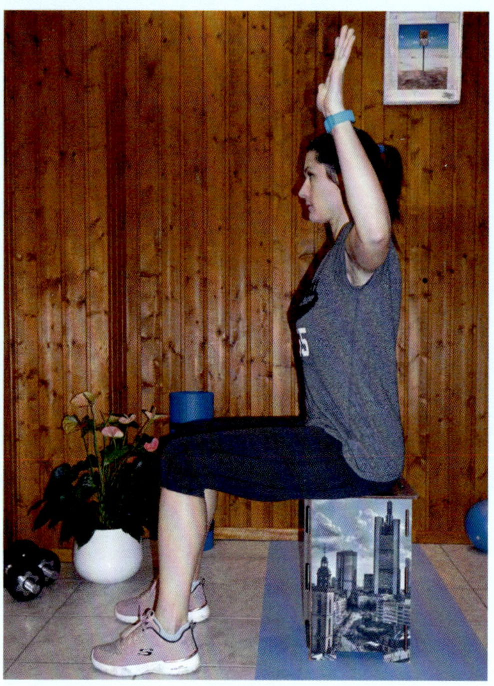

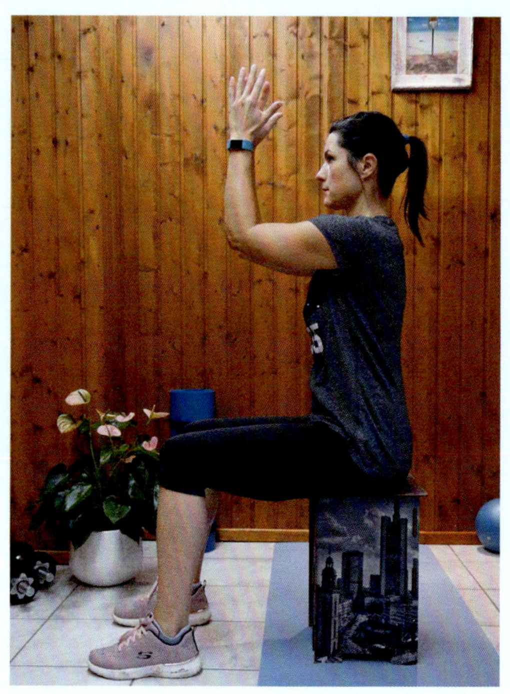

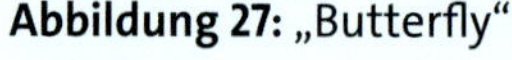

Abbildung 27: „Butterfly“

Brustmuskulatur

Isometrisch

„Hände drücken“ im Stehen oder Sitzen: Hände auf Brusthöhe gegeneinander drücken und halten. Ellenbogen sind ebenfalls auf Brusthöhe.

Dynamisch

„Butterfly“ im Stehen oder Sitzen: Arme auf Schulterhöhe und im Ellenbogengelenk gebeugt („Hände hoch“-Position). Ellenbogen und Hände vor der Brust zusammenbringen und dann wieder öffnen. (Abb. 27)

„Wandliegestütz“: Im Stehen etwa 50 bis 100 cm vor der Wand. Die Hände stützen schulterbreit gegen die Wand, der Körper ist gerade wie ein Brett und angespannt. Die Arme beugen und wieder strecken. Je weiter die Hände auseinander sind, desto mehr wird die Brustmuskulatur beansprucht. Je näher die Hände zusammenkommen, desto mehr wird die Armstreckmuskulatur beansprucht.

Hilfe: Bei einseitiger Armschwäche kann man sich eine Stütze für den schwächeren Arm suchen, damit dieser nicht abrutscht (Tipp einer Patientin: Hand über einen Türgriff setzen).

Rückenmuskulatur

Isometrisch

„Hände ziehen“ im Stehen oder Sitzen: Finger ineinander verhaken und Hände auseinanderziehen (→ obere Rückenmuskulatur).

Dynamisch

„Rudern“ im Stehen oder Sitzen: Arme nach vorne strecken und wieder zum Körper ziehen. Beim Anziehen der Arme die Schulterblätter fest zusammenziehen und bei der Armstreckung wieder entspannen. Während der Übung darauf achten, dass die Schultern tief bleiben (→ obere Rückenmuskulatur).

Variation „Rudern mit Gymnastikband“: Band vor sich auf Bauch- oder Brusthöhe befestigen (z. B. an einer Türklinke) und das Band an den Enden um die Hände wickeln. Dann gegen den Widerstand des Bands die Hände zum Körper ziehen und wieder ausstrecken.

„Oberkörperheber“ im Liegen in der Bauchlage: Arme sind nach hinten gestreckt und liegen nicht auf dem Boden auf. Oberkörper etwas anheben (Wirbel für Wirbel „hochrollen“) und die Arme Richtung Füße schieben. Dann den Oberkörper wieder absenken (→ untere Rückenmuskulatur). (Abb. 28)

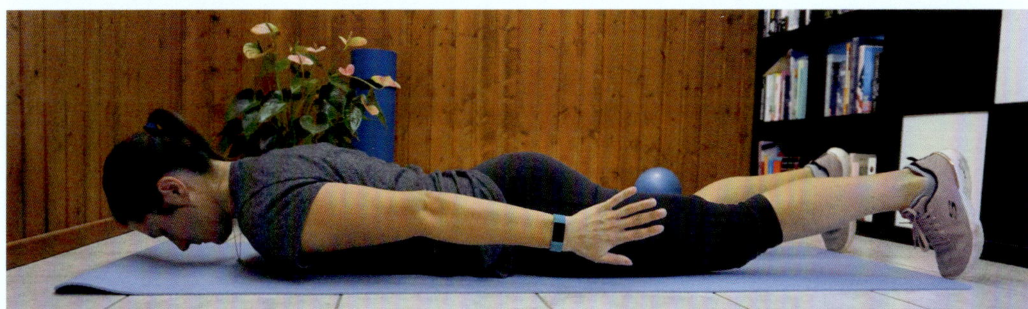

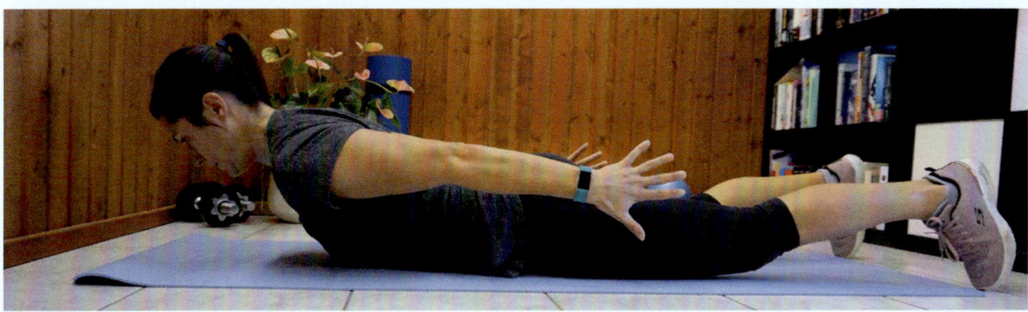

Abbildung 28: „Oberkörperheber“ Ausgangs- (oben) und Endposition (unten)

Schultermuskulatur

Dynamisch

„Flügelschlagen" im Stehen oder Sitzen: Oberkörper aufrecht halten, Schulterblätter zusammenziehen und den Bauch einziehen. Arme seitlich gestreckt bis leicht über Schulterhöhe anheben und wieder absenken. Darauf achten, dass die Schultern nicht mit hochgezogen werden.

Variation „Flügelschlagen" mit Gymnastikband: Mit den Füßen mittig auf das Band stellen und mit den Händen jeweils ein Bandende umgreifen. Dann gegen den Zug des Bands die Arme seitlich heben. Das Band sollte für diese Übung über eine entsprechende Länge verfügen.

Nackenmuskulatur

Isometrisch

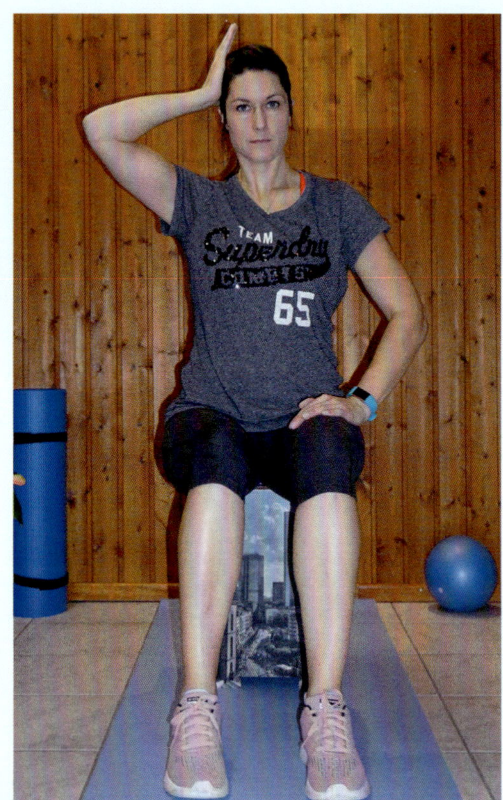

Abbildung 29: „Kopfkipper seitlich"

„Kopfnicker" im Stehen: Hände gegen die Stirn legen, dann den Kopf gegen die Hände drücken und kurz halten.

„Kopfkipper seitlich" im Stehen: Hand an eine Kopfseite legen, dann den Kopf gegen die Hand drücken und kurz halten. (Abb. 29)

Achtung: Widerstand bei diesen Übungen nicht ruckartig, sondern gleichmäßig aufbauen.

Armmuskulatur

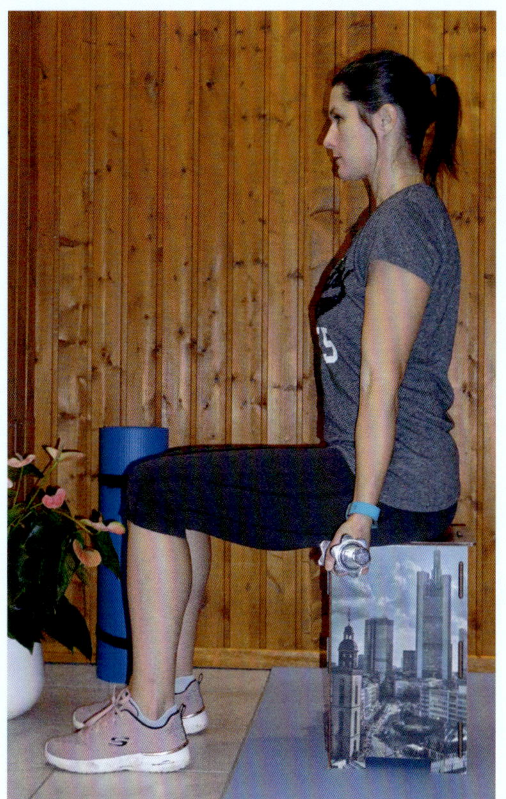

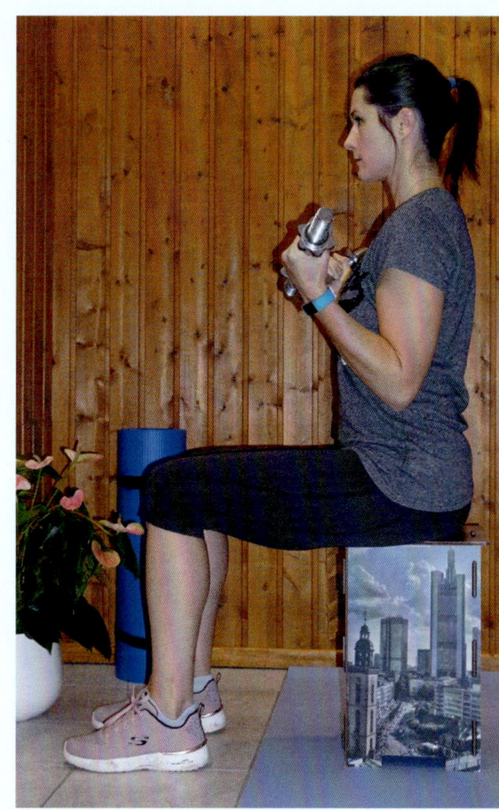

Abbildung 30: „Armbeuger" Ausgangs- (links) und Endposition (rechts)

Dynamisch

„Armbeuger" im Stehen oder Sitzen: Einen Arm im Ellenbogengelenk beugen und strecken, während der Oberarm am Oberkörper anliegt (mit Gewicht, z. B. Sprudelflasche oder Hantel) (→ Bizeps/Armbeuger). (Abb. 30)

Variation „Armbeuger mit dem Gymnastikband": Mit dem Fuß mittig auf das Band stellen und die Enden mit einer Hand oder beiden Händen greifen. Dann gegen den Widerstand die Arme beugen und wieder strecken.

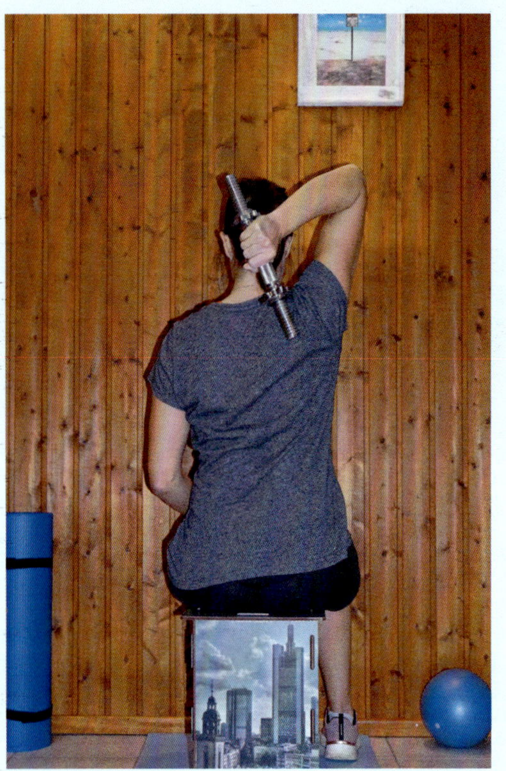

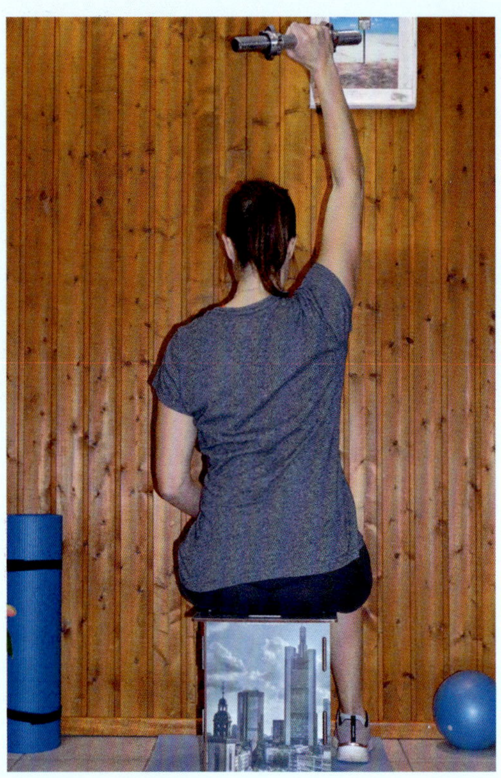

Abbildung 31: „Armstrecker“ Ausgangs- (links) und Endposition (rechts)

„Armstrecker“ im Stehen oder Sitzen: Arm neben dem Kopf hochstrecken und im Ellenbogengelenk beugen, dass die Hand zwischen den Schulterblättern ruht. Im Wechsel Armstrecken und Beugen (mit Gewicht) (→ Trizeps/Armstrecker). (Abb. 31)

Variation „Armstrecker mit dem Gymnastikband“: Wie oben, nur dass die Streckbewegung gegen den Zug des Bandes ausgeübt wird. Die nichtarbeitende Hand spannt das Band hinter dem Rücken. Dadurch, dass die Hand die Gewichte bei den Übungen festhalten muss, wird auch die Greifkraft gestärkt.

Ausdauertraining

Das Wichtigste auf einen Blick: Ausdauertraining

- Ausdauertraining trainiert bei Bewegung von großen Muskelgruppen die Ermüdungswiderstandsfähigkeit.
- Es trainiert vorwiegend das Herz-Kreislauf-System (Herz, Gefäße, Lunge) und schützt vor Herz- und Gefäßkrankheiten, Diabetes und anderen Stoffwechselkrankheiten.
- Zwei bis drei Mal pro Woche, bei 60 bis 80 % der maximalen Herzfrequenz, 10 bis 60 Minuten Dauer- oder Intervallbelastung. Das Intervalltraining als Ausdauermethode ist aus vielen Gründen zu bevorzugen (siehe später Exkurs: HIIT)!
- Häufige Ermüdungserscheinungen beim Training: Verschlimmerung der Symptome wie vermehrte Gang- und Gleichgewichtsprobleme, Spastik, schlechteres Sehen, Konzentrations- und Aufmerksamkeitsminderungen etc.
- Das Training kann über den Tag verteilt werden, sollte jedoch mindestens 10 Minuten andauern.
- Faustformel zur Trainingssteuerung: 220 - LA = maximale HF, 200 - LA = Trainings-HF (Laufen), 180 - LA (Rad), 180 - LA (Walken). (vgl. Tab. 7, S. 70)

Ausdauertraining bedeutet, wie der Name schon sagt, dass man etwas ausdauernd tut.

Große Muskelgruppen sollen rhythmisch, hauptsächlich konstant über eine längere Zeit bewegt werden, wie man es beim Gehen, Laufen, Radfahren, Schwimmen, Rudern usw. tut.

Durch die konstante Bewegung von großen Muskelgruppen wird trainiert, eine gewählte Intensität so lange wie möglich durchzuhalten.

Dies erhöht insgesamt die Ermüdungswiderstandsfähigkeit. Gleichermaßen wirkt das Training positiv auf das Herz-Kreislauf-System (Herz, Gefäße, Lunge) und schützt unseren Körper vor Herz- und Gefäßkrankheiten, Diabetes und anderen Stoffwechselkrankheiten.

Wie sieht die Praxis aus?

Vor dem Ausdauertraining sollte man sich fünf Minuten mit Koordinationsübungen aufwärmen.

Ein Ausdauertraining sollte mindestens zehn Minuten dauern, entweder in Form einer **Dauerbelastung oder in Intervallen** mit kurzen Pausen. Nach oben ist die Dauer offen. Eine Dauer zwischen 10 und 60 Minuten reicht vollkommen aus.

Achtung: Häufig wird die Trainingszeit fälschlicherweise als „Nettobewegung" verstanden. Die gesamte Trainingszeit beinhaltet sowohl die Belastungs- als auch die Erholungsphasen! Bei einem Intervalltraining von 20 Minuten zur Verbesserung der Ausdauerleistungsfähigkeit sind sowohl die Belastungs- als auch die Erholungsphasen integriert!

Damit die **Belastung** über einen längeren Zeitraum durchgehalten werden kann, sollte sie nicht zu intensiv (anstrengend) sein. Wenn man also 20 Minuten am Stück laufen will, sollte ein Tempo gewählt werden, das man auch so lange beibehalten kann.

Als Richtlinie kann die **Herzfrequenz (HF)** herangezogen werden. Es wird empfohlen, mit einer HF von 60 bis 80 % der maximalen HF zu trainieren. Die maximale HF kann grob ausgerechnet werden, indem man von der Zahl 220 sein Lebensalter (LA) abzieht. Mit diesem Ergebnis kann der empfohlene Wert ausgerechnet werden. Für verschiedene Ausdauersportarten können nach Tabelle 7 die Trainingsherzfrequenzen grob errechnet werden.

Aber Vorsicht: Bei manchen Menschen mit MS kann das vegetative System gestört sein, wodurch die Herzfrequenz auch sehr variabel ist und nicht die tatsächliche Anstrengung widerspiegelt. Daher sollte man auch auf Ermüdungs- und Überlastungserscheinungen des Körpers achten. Die Anstrengung sollte so sein, dass man „aus der Puste kommt".

Ermüdungserscheinungen können eine Verschlimmerung der Symptome sein, wie z. B. vermehrte Gang- und Gleichgewichtsstörung, erhöhte Spastik, schlechteres Sehen, Konzentrations- und Aufmerksamkeitsminderung. Machen Sie eine Pause oder brechen Sie das Training ab, wenn die Symptome nicht wieder abklingen.

Überlastungssymptome sind Atemnot, Übelkeit, Muskelschmerz, Abgeschlagenheit, Augenflimmern, Ohrensausen, Verschlechterung der Wahrnehmungsfähigkeit. Brechen Sie das Training ab, wenn diese Symptome bei Ihnen auftreten.

Tabelle 7: Berechnung der Maximalen Herzfrequenz und der Trainingsherzfrequenz (nach Schwarz & Schwarz, 2003).

Maximale Herzfrequenz	220 – Lebensalter
Trainingsherzfrequenz Laufen	200 – Lebensalter
Trainingsherzfrequenz Walken	185 – Lebensalter
Trainingsherzfrequenz Radfahren	180 – Lebensalter

Es besteht die Möglichkeit, das Ausdauertraining über den Tag zu verteilen, indem man morgens und abends zehn Minuten trainiert. So hat man insgesamt doch eine längere Trainingszeit.

Zur Trainingssteigerung sollte zuerst die Dauer bzw. die Anzahl oder Dauer der Intervalle und danach erst die Intensität (Geschwindigkeit/Strecke) erhöht werden.

Intervalltraining

Für Menschen mit MS, die nicht 10 Minuten lang eine Bewegung wie das Gehen/Laufen/Radfahren durchführen können, eignet sich das Intervalltraining besonders.

Hierbei wird die Gesamtdistanz oder -zeit in mehrere Intervalle eingeteilt. Zwischen den Intervallen wird pausiert. Das Intervalltraining führt dazu, dass man mit kleinen Intervallen eine längere Gesamttrainingsdauer erreicht und somit trotzdem die Ausdauer trainieren kann. Wer zum Beispiel eine maximal mögliche Gehstrecke von 400 Metern hat, versucht nicht, die maximale Distanz zu laufen, sondern weniger, etwa nur 200 bis 300 Meter. So sind die Reserven noch nicht vollkommen ausgeschöpft und eine kürzere Pause reicht aus, um für das nächste Intervall wieder regeneriert zu sein. Mit dieser Methode kann man mehrere Intervalle mit der gleichen Distanz und relativ kurzen Pausen durchführen.

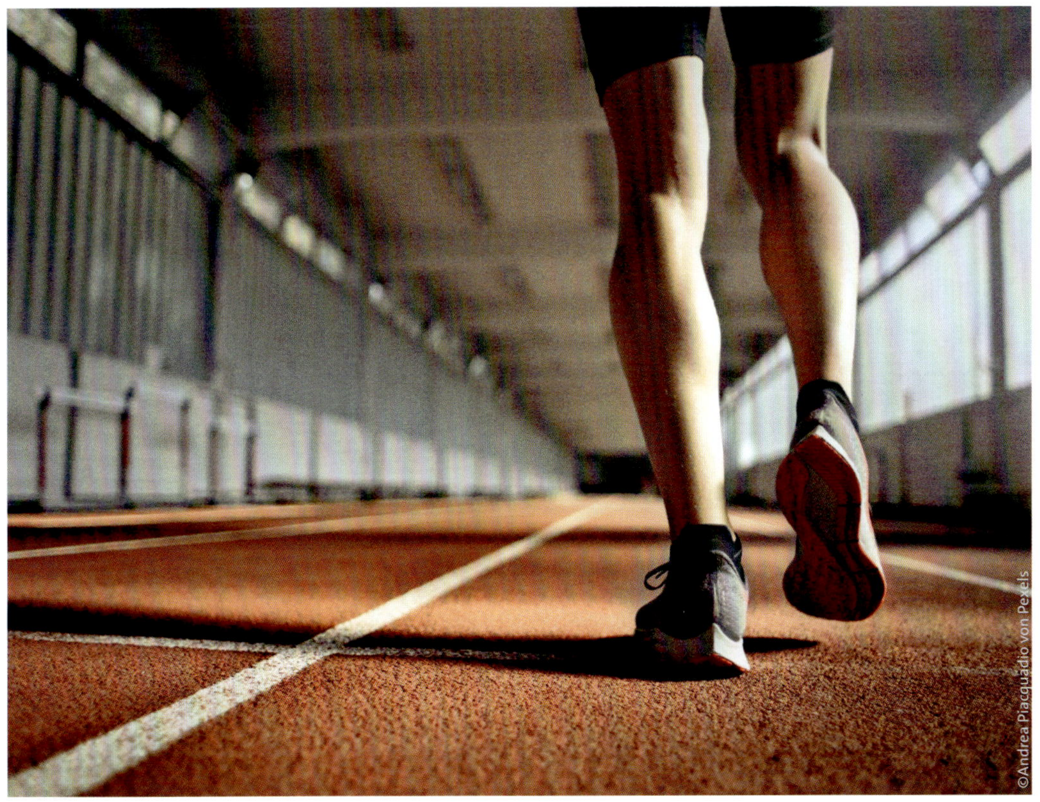
©Andrea Piacquadio von Pexels

Exkurs:

Hochintensives Intervalltraining (HIIT)

Auch wenn das Hochintensive Intervalltraining (HIIT) im Breitensport und Fitnessbereich als „die neue Trainingsmethode" beworben wird, so verbessern Leistungssportler ihre (Kraft-)Ausdauer seit fast über 100 Jahren mit dem Trainingskonzept von intensiven Intervallen. Ein HIIT besteht aus einer Abfolge von kurzen und intensiven Belastungs- (ca. 20–60 s) und individuell gestalteten Erholungsintervallen (1 : 1, 1 : 2, 1 : 4). Die einzelnen Übungen können Kraftübungen (z. B. Kniebeugen, Liegestütze, Hantelübungen usw.) und/oder Ausdauerübungen (z. B. Radfahren, Laufen, Crosstrainer o. ä.) sein.

HIIT ermöglicht positive Effekte auf das Herz-Kreislauf-System und beugt Begleiterkrankungen vor (verbesserte aerobe Kapazität, verbesserte Insulinempfindlichkeit in den Muskeln u. v. m.). Bei SpoKs trainieren wir immer in Intervallen, denn nur so kommen Menschen mit MS auf eine zielführende Trainingsintensität und -dauer.

Allerdings gibt es neben der Umsetzbarkeit und Toleranz von Intervalltraining weitere viele gute Gründe, die für das Training in Intervallen bzw. das HIIT sprechen:

1. Individuelle Dosierung von Belastungs- und Erholungsphasen ermöglicht eine individuelle Anpassung an die jeweilige Leistungsvoraussetzung
2. Kurze Trainingsdauer einer Einheit (nicht „viel hilft viel", sondern „die Dosis ist entscheidend")
3. Riesige Auswahl an Übungen aus Kraft- und Ausdauerbereich inklusive aller Kombinationsmöglichkeiten
4. Der Fokus liegt nicht auf dem Gehen!
5. Deutlich höhere Motivation bei der Durchführung kürzerer Belastungsintervalle

Seit einigen Jahren beschäftigt sich eine Forschergruppe (Kooperation Rehazentrum Valens, Schweiz und der Sporthochschule Köln) mit HIIT für Menschen mit MS. In einer international veröffentlichten Publikation haben die Autoren gezeigt, dass HIIT bei MS u. a. die Drosselung entzündlicher Prozesse bewirken kann. Im Vergleich zu langandauernden Trainingseinheiten mit moderater Intensität zeigen die HIIT-Probanden verbesserte Anpassungen der körperlichen und kognitiven Leistungsfähigkeit bei deutlich geringerer Gesamttrainingszeit! Weitere Forschungsansätze von den Auswirkungen einzelner Trainingsmethoden auf Biomarker bei Menschen mit MS sind allerdings noch notwendig.

In unseren Auffrischungskursen „SpoKs-Refresher", die wir regelmäßig in Präsenz und/oder online für alle SpoKsler*innen anbieten, gehen wir auf die Forschungserkenntnisse zu HIIT ein und machen gemeinsam erste Erfahrungen bei der praktischen Umsetzung (Termine SpoKs-Refresher unter *www.spoks-ms.de*).

Übungen

Ausdauertraining

Gehen, Walking, Nordic Walking oder Joggen

Diese Ausdauerformen kann man unabhängig von einer Sportstätte durchführen. Je nach Einschränkungen können Sie verschiedene Formen zum Ausdauertraining ausüben. Wenn Sie lange Zeit keinen Sport getrieben haben oder Mobilitätseinschränkungen spüren, können Sie normal gehen, so, wie Sie immer gehen. Allerdings sollten Sie darauf achten, dass der Oberkörper aufgerichtet ist und die Schultern locker bleiben. Wenn Sie mit einer Gehhilfe gehen, sollten Sie darauf achten, dass Sie sich nicht zu sehr auf das Hilfsmittel abstützen.

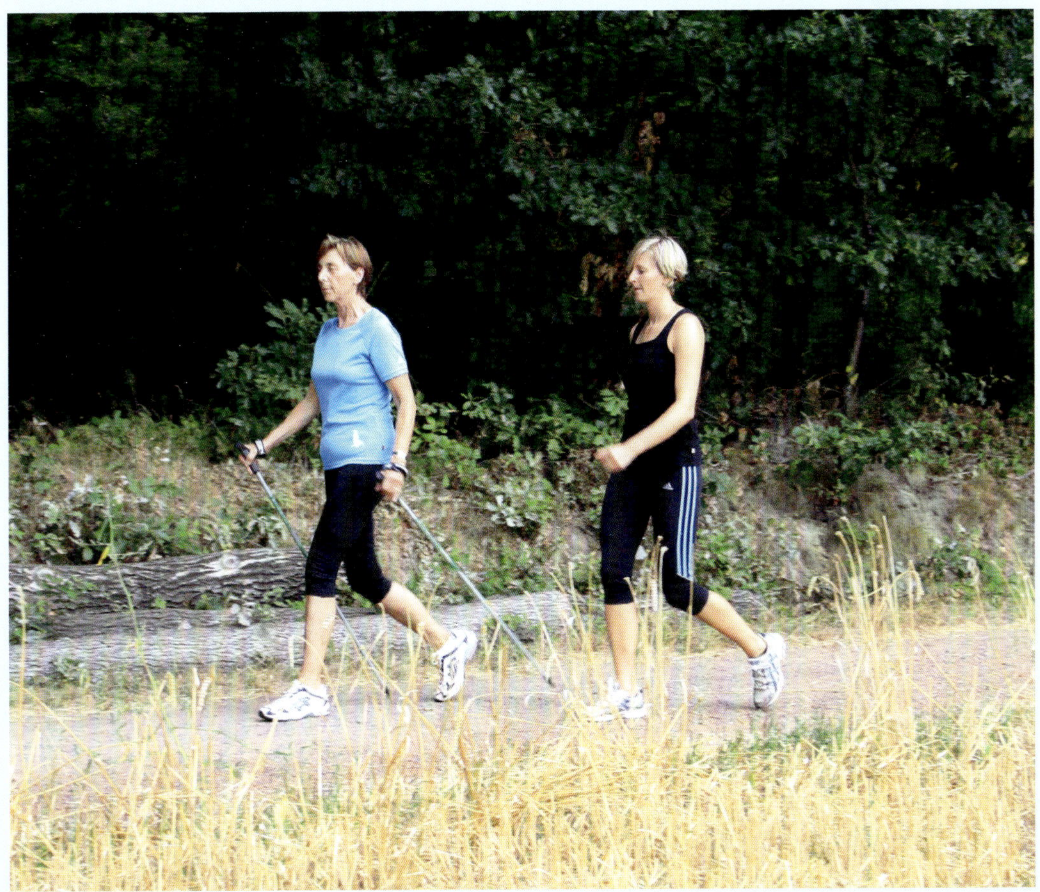

Abbildung 32: Walking und Nordic Walking

Gehen und Walking

Der Unterschied vom Walking (Abb. 32) zum normalen Gehen ist, dass man zügig geht. Zusätzlich sind die Arme im 90 Grad Winkel gebeugt und schwingen aktiv mit. Durch das Mitschwingen der Arme wird mehr Muskelmasse bewegt, was die Trainingsintensität steigert.

Nordic Walking

Beim Nordic Walking (Abb. 32) werden Nordic-Walking-Stöcke eingesetzt, um den Armeinsatz zu verstärken und den Antrieb zu erhöhen. Zu beachten ist, dass man die richtige Stockhöhe einstellt. Der auf den Boden aufgestellte Stock sollte auf Höhe des Ellenbogengelenks sein und die Hand über der Schlaufe greifen.

Der Armeinsatz ist gegengleich zum Beineinsatz. Die Stöcke werden abwechselnd etwa zwischen beiden Füßen schräg nach vorne, bei leicht gebeugten Ellenbogen, aufgesetzt. Nun zieht sich der Körper an dem Stock vorbei, indem die Hand etwas Druck auf den Stock ausübt.

Wenn die Hüfte an dem Stock vorbeizieht, übt die Hand Druck auf die Stockspitzen aus und der Arm wird immer mehr gestreckt. Ist der Arm ganz gestreckt, drückt man sich von dem Stock ab. Nun löst sich der Griff vom Stock und der Arm bewegt sich locker nach vorne. Zur gleichen Zeit schwingt auch das hintere Bein nach vorne. Kurz bevor der Stock erneut auf den Boden gesetzt wird, greift die Hand wieder am Griff zu.

Hinweis: Die richtige Nordic-Walking-Technik kann man gut in einem Nordic-Walking-Kurs lernen. Viele Krankenkassen erstatten die Kursgebühr teilweise.

Joggen

Beim Joggen sind im Gegensatz zum Gehen und Walking nie beide Füße gleichzeitig am Boden. Dadurch entsteht eine kleine Flugphase. Bei jedem Fußaufsatz ist somit die Aufprallkraft größer als beim Gehen oder Walking. Dies hat zum einen den Vorteil, dass an den Nerven größere Reize ausgelöst werden, womit die Ausschüttung von Neurotrophen Faktoren höher ist als beim Gehen oder Walking.

Wenn Sie allerdings Gelenkbeschwerden oder einen pathologischen Fußaufsatz haben, sollten Sie dauerhaftes Joggen vermeiden. In diesem Fall empfiehlt sich das Gehen oder Walking, um eine Schädigung der Gelenke zu verhindern. Es lohnt sich beim Gehen kleine Intervalle mit ein paar Joggingschritten einzubauen! Auch, wenn es nur wenige sind und die Flugphase eher gering bleibt.

Joggen ist im Vergleich zu Walking und Nordic-Walking die intensivste Trainingsform der Ausdauer, da ein höherer Muskeleinsatz verlangt wird und es das Herz-Kreislauf-System mehr fordert. Wer trainiert ist oder schon immer gejoggt ist, sollte diese Form den anderen Formen bevorzugen und beibehalten.

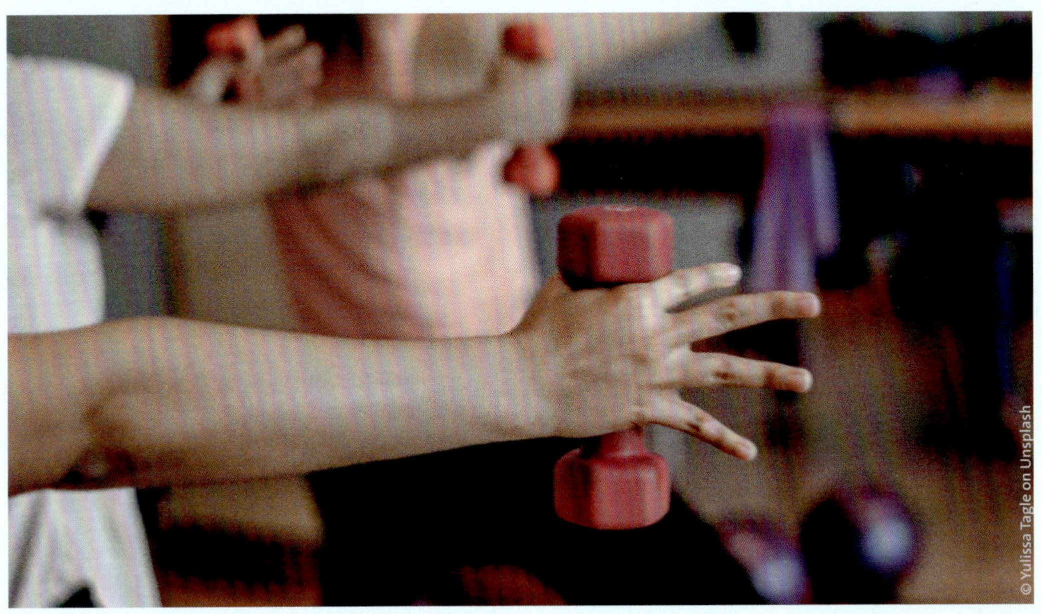
© Yulissa Tagle on Unsplash

Dreieckslauf

Wenn Sie keine Möglichkeit haben, im Freien zu trainieren oder Sie so eingeschränkt sind, dass der Weg ins Freie Sie bereits erschöpft, dann gibt es die Möglichkeit, in einem Raum einen Dreieckslauf durchzuführen.

Sie markieren drei Punkte in Form eines Dreiecks. Die Entfernungen sollten Ihrer Leistungsfähigkeit und natürlich den räumlichen Gegebenheiten angepasst sein. Dann laufen Sie die Punkte des Dreiecks ab und können Ihre Runden zählen.

Der Dreieckslauf kann auch im Freien mit größeren Entfernungen durchgeführt werden. An jedem Punkt kann ein Stuhl für eine Pause aufgestellt werden. So haben Sie immer die Sicherheit, dass in Ihrer Nähe eine Ausruhmöglichkeit vorhanden ist, falls Sie nicht mehr weiter gehen können.

Aerobic

Aerobic ist eine weitere Ausdauerform, die eingesetzt werden kann. Auf Musik werden Schrittkombinationen mit Armbewegungen durchgeführt. Dies trainiert nicht nur die Ausdauer, sondern auch die Koordination.

Auch Rollstuhlfahrer können am Aerobic teilnehmen, indem sie den Fokus auf die Rumpf- und Armbewegungen legen und versuchen, sich die Beinbewegungen vorzustellen.

Für alle Ausdauerformen sollte Sie unbedingt geeignetes Schuhwerk tragen.

Beweglichkeitstraining („Dehnen“)

Das Wichtigste auf einen Blick: Beweglichkeitstraining

- Dehnen erhöht die Spannungstoleranz im Muskel. Es führt weder zu einer Muskelverlängerung noch zu einer Senkung der Spannung.
- Vor dem Dehnen zuerst die Muskulatur aufwärmen.
- Langsames Einnehmen der Dehnungsposition bis zum leichten Dehnungsschmerz. 20 bis 30 Sekunden die Position halten. Zwei bis drei Wiederholungen pro Übung.

Beweglichkeitstraining erhöht die Beweglichkeit der Gelenke. Krafttraining, Faszientraining, Yoga und/oder Pilates können u. a. als aktive Formen zur Beweglichkeit beitragen. Aktive Dehnübungen werden gerne in der Physiotherapie mit Hilfestellung durch den/die Therapeut*in ausgeführt. In diesem Trainingshandbuch fokussieren wir uns auf das Dehnen/Stretching.

Im Alter nimmt die Beweglichkeit zunehmend ab und man wird steif und unbeweglich, was Probleme bei Alltagsaktivitäten (z. B. beim Zubinden der Schuhe) bereiten kann. Aber auch durch Immobilisation wie langes Sitzen oder Liegen nimmt die Beweglichkeit ab. Wenn kein Beweglichkeitstraining als Ausgleich betrieben wird, kann auch Muskeltraining die Beweglichkeit verschlechtern. Besonders die Muskulatur von Oberschenkelrückseite und -innenseite, Brust, Nacken und des unteren Rückens haben eine hohe Spannung und müssen daher oft gedehnt werden.

Die Dehnfähigkeit von Muskeln wird durch Reflexe beschränkt, die bei der Dehnung auftreten. Diese Reflexe schützen den Muskel (und die Sehne) vor einem Abriss, wenn dieser zu schnell in die Länge gezogen wird.

Je schneller ein Muskel gedehnt wird, desto stärker ist der Reflex und der Muskel kontrahiert beziehungsweise zieht sich zusammen. Genau diesen Dehnungsreflex spürt man beim Dehnen durch ein leichtes bis schmerzvolles Ziehen.

Mit Zunahme der Dehnung nimmt auch die Spannung im Muskel zu. Nach mehrmaligem Dehnen nimmt die Spannung kurzfristig ab, wodurch man zu größeren Dehnungswinkeln fähig ist.

Die eigentliche Anpassung beim Dehnen ist jedoch nicht die Zunahme der Muskellänge oder eine Abnahme der Spannung, sondern eine Zunahme der Spannungstoleranz.

Wie sieht die Praxis aus?

Da der Dehnungsreflex eine größtmögliche Dehnung vermeidet und er am stärksten bei schnellen Bewegungen einsetzt, sollte man die Dehnposition langsam einnehmen, bis ein leichter Dehnungsschmerz eintritt, und diese Position dann etwa 20 bis 30 Sekunden halten. Ein bis drei Wiederholungen genügen für eine Anpassung. Wer Probleme mit Spastiken hat, der sollte die Dehnpositionen länger einnehmen und/oder mehrere Wiederholungen der Dehnung durchführen. Während des Dehnens darf der gedehnte Muskel nicht angespannt werden.

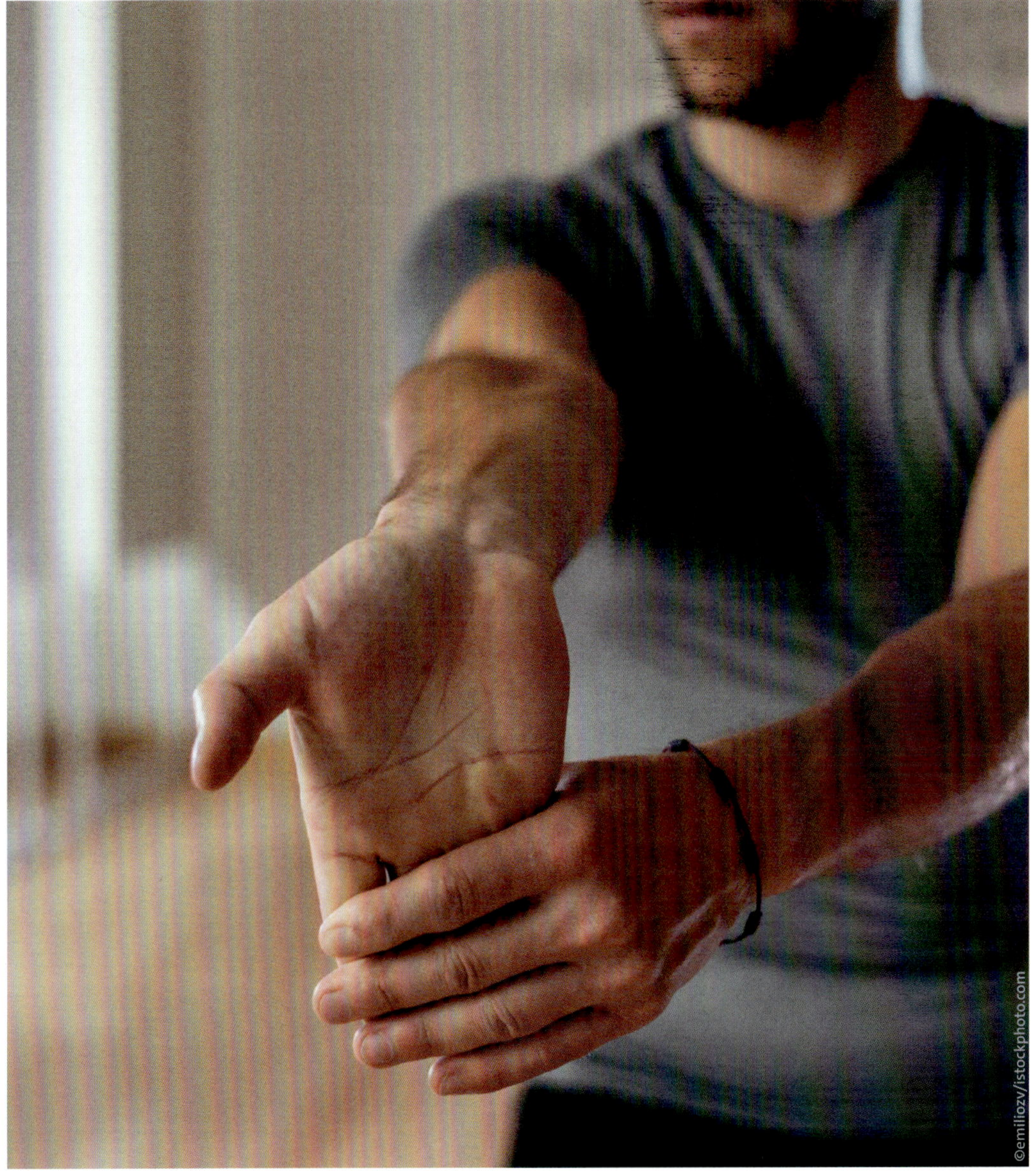

©emiliozv/istockphoto.com

Übungen

Beweglichkeitstraining („Dehnen“)

Die Dehnübungen werden für die wichtigsten Muskeln aufgeführt. Da nicht jede*r alle Dehnpositionen einnehmen kann, werden teilweise mehrere Varianten pro Muskulatur angegeben.

Hintere Oberschenkel-, Rumpf- und Wadenmuskulatur

„Rumpfbeuge“ im Stehen: Bei gestreckten Beinen den Oberkörper Richtung Boden beugen und mit den Händen versuchen, den Boden zu berühren (→ Oberschenkelrückseite).

Variation bei Gleichgewichtsproblemen: Im Sitzen auf dem Stuhl die Füße leicht gegrätscht aufstellen, Hände zwischen den Beinen auf dem Boden aufsetzen und das Gewicht auf die Hände verlagern. Dann versuchen, mit dem Gesäß vom Stuhl abzuheben und die Beine zu strecken.

„Rumpfbeuge“ im Sitzen auf dem Boden: Mit gestreckten und geschlossenen Beinen sitzen und mit den Händen Richtung Füße greifen (→ Oberschenkelrückseite).

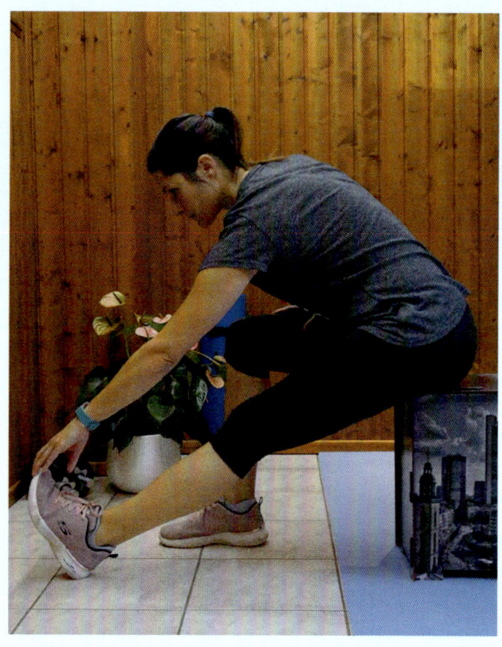

Abbildung 33: „Einbeinige Rumpfbeuge“

„Einbeinige Rumpfbeuge“ im Sitzen auf dem Stuhl: Auf die vordere Kante des Stuhls setzen, ein Bein locker aufgestellt, das andere Bein ausgestreckt aufsetzen. Oberkörper nach vorne neigen und mit der Hand Richtung Fuß greifen (→ Oberschenkelrückseite). (Abb. 33)

Vordere Oberschenkelmuskulatur

„Oberschenkeldehner“ im Stehen: Den Unterschenkel Richtung Gesäß heben und mit der Hand die Fußspitze oder den Hosensaum greifen. Dann den Fuß weiter Richtung Gesäß ziehen. Dabei die Knie möglichst nah zusammenhalten, die Hüfte strecken und aufrecht stehen bleiben (→ Oberschenkelvorderseite und beim Greifen der Fußspitze auch die Schienbeinmuskulatur).

Tipp: Bei Gleichgewichtsproblemen können Sie sich während der Übung an einer Wand oder Ähnlichem festhalten.

Variation „Oberschenkeldehner“ im Liegen: In der Bauch- oder Seitlage das Bein anwinkeln und wie in der ersten Übung den Fuß Richtung Gesäß ziehen. (Abb. 34)

Schienbeinmuskulatur

„Schienbeindehner“ im Stehen oder Sitzen: Fußrücken auf den Boden oder Stuhl stellen und durch Druck auf den Boden das Fußgelenk überstrecken. (Abb. 35)

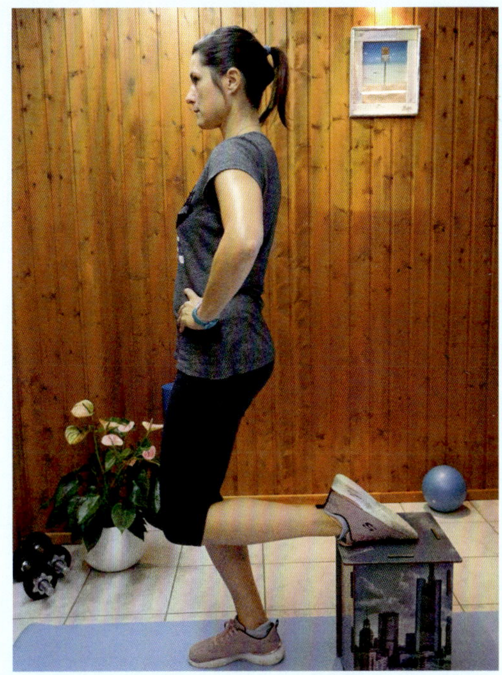

Abbildung 35: „Schienbeindehner“

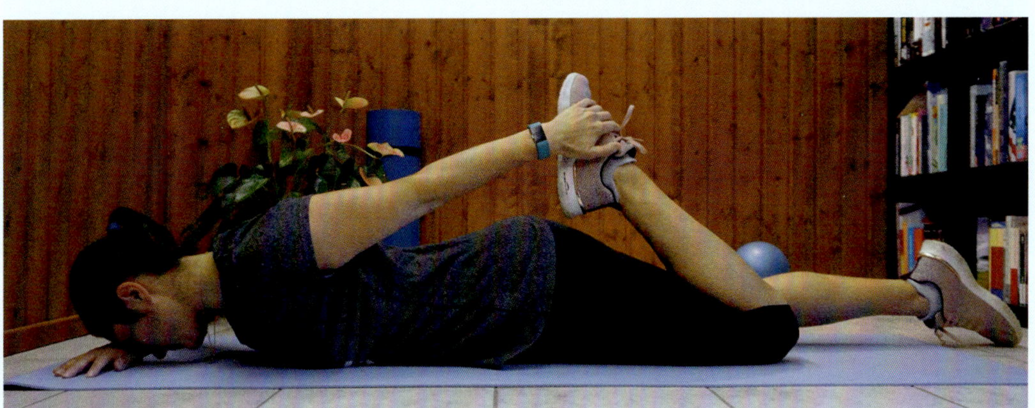

Abbildung 34: „Oberschenkeldehner“ im Liegen

Wadenmuskulatur

„Wadendehner" im Stehen oder Sitzen: Bein etwas nach vorne ausstrecken und die Fußspitzen zum Schienbein ziehen. Dann den Oberkörper nach vorne beugen und mit den Händen Richtung Schienbein oder Fuß fassen (siehe auch Übungen auf S. 78: Oberschenkelrückseite). (Abb. 36)

Innere Oberschenkelmuskulatur

„Einseitige Grätsche" im Stehen: Mit gegrätschten Beinen stehen, dabei das Gewicht soweit seitlich über ein Bein verlagern, dass dieses Bein gebeugt und das andere gestreckt wird. Der Spannungsschmerz sollte in der Oberschenkelinnenseite des gestreckten Beines zu spüren sein. Danach die Seite wechseln. (Abb. 37)

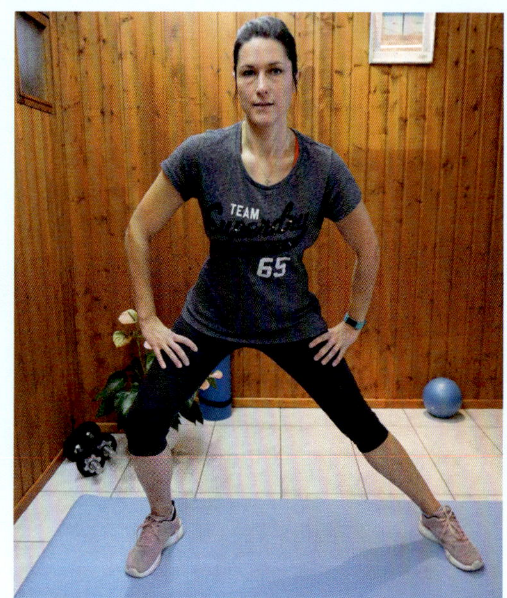

Abbildung 37: „Einseitige Grätsche"

„Grätsche" im Sitzen auf dem Boden: Die gestreckten Beine soweit wie möglich auseinander grätschen. Dann den Oberkörper soweit wie möglich nach vorne neigen.

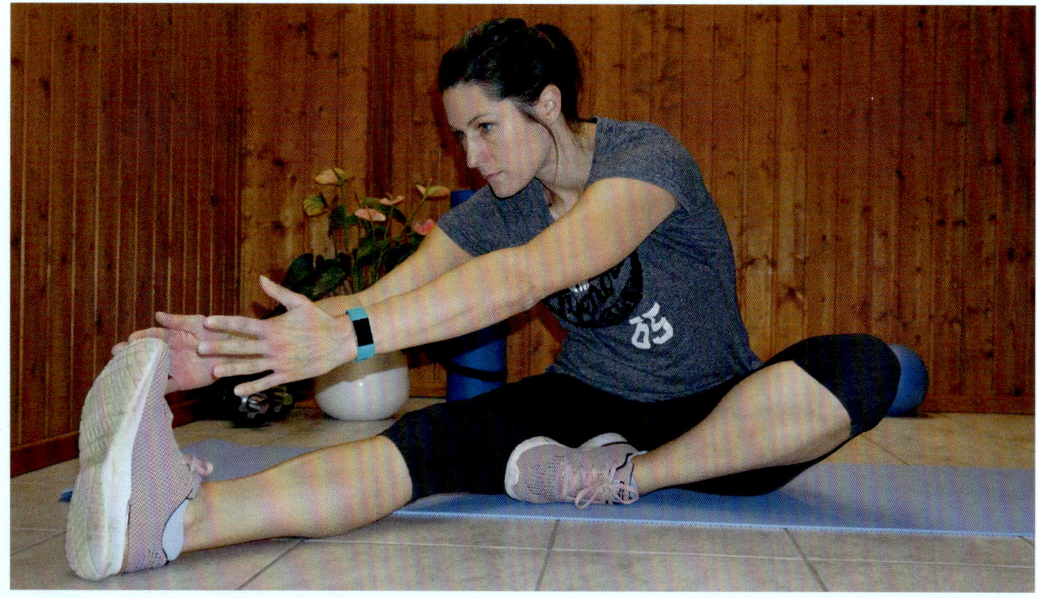

Abbildung 36: „Wadendehner"

Äußere Oberschenkel- und Gesäßmuskulatur

„Gesäßdreher“ im Sitzen auf dem Boden mit ausgestreckten Beinen: Linkes Bein über das rechte Bein stellen und den Fuß so nah wie möglich zum Gesäß stellen. Oberkörper nach links drehen und mit dem rechten Oberarm das linke Bein näher zum Oberkörper ziehen (→ dehnt die linke Gesäßhälfte). Das Gleiche mit der anderen Seite.

„Knoten“ im Liegen: Linkes Bein aufstellen und den rechten Fuß über das linke Knie legen. Dann das linke Bein mit beiden Armen umfassen und zum Oberkörper ziehen (→ dehnt die rechte Gesäßhälfte). Das Gleiche mit der anderen Seite. (Abb. 38)

Bauchmuskulatur

„Pflaumen pflücken“ im Stehen: Die Arme über den Kopf strecken und sich so lang wie möglich machen. Eventuell den Oberkörper etwas nach hinten neigen (→ gerade Bauchmuskulatur).

Variation „Pflaumen pflücken“ im Liegen in der Rückenlage: Die Arme über den Kopf ablegen und sich so lang wie möglich machen. Abwechselnd mal ein Bein und den diagonal gegenüberliegenden Arm gleichzeitig lang strecken, dann die andere Seite (z. B. rechter Arm und linkes Bein).

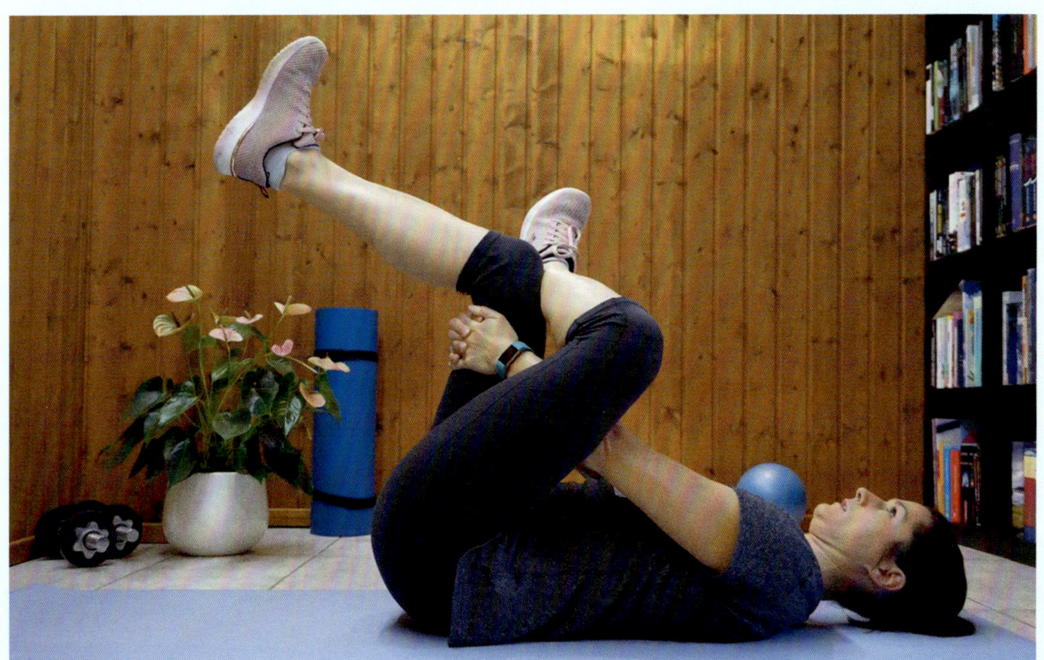

Abbildung 38: „Knoten“

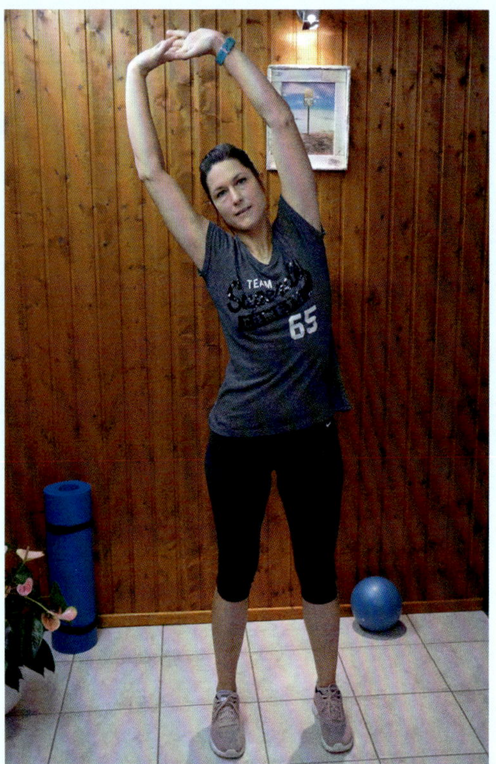

Abbildung 39: „Banane“

„Banane“ im Stehen: Den Oberkörper zu einer Seite abknicken. Der Arm der gestreckten Seite wird zusätzlich über den Kopf zur abgeknickten Seite gezogen (→ seitliche Bauchmuskulatur). (Abb. 39)

Variation „Banane“ im Liegen: In der Rückenlage ein C oder eine Banane bilden (Beine und Arme zeigen zur selben Seite). Die Hände sind dabei über dem Kopf ausgestreckt.

Brustmuskulatur

„Komm in meine Arme“ im Sitzen oder Stehen: Die Arme auf Schulterhöhe so weit wie möglich öffnen und dabei die Handflächen zur Decke drehen.

„Wandarmdreher“ im seitlichen Stand zur Wand: Mit der Hand, die zur Wand zeigt, an die Wand greifen und versuchen, bei gestrecktem Arm, die Schulter so nah wie möglich an die Wand zu bringen. Wichtig ist, dass man seitlich stehen bleibt und nicht den Oberkörper zur Wand dreht. (Abb. 40)

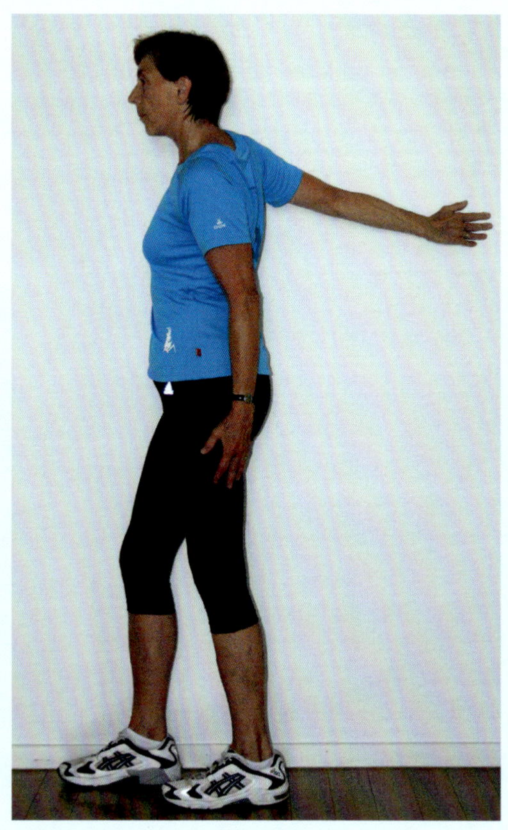

Abbildung 40: „Wandarmdreher“

Rückenmuskulatur

„Buckel“ im Stehen oder Sitzen: Beide Hände fassen einander: Dann die Arme vor der Brust nach vorne schieben und den Rücken zwischen den Schulterblättern rausdrücken (Buckel machen). (Abb. 41)

„Katzenbuckel“ im Vierfüßlerstand: Den Rücken nach oben durchdrücken und krumm machen. Man kann auch im Wechsel einen Katzenbuckel und einen Pferderücken (Rücken durchhängen) machen.

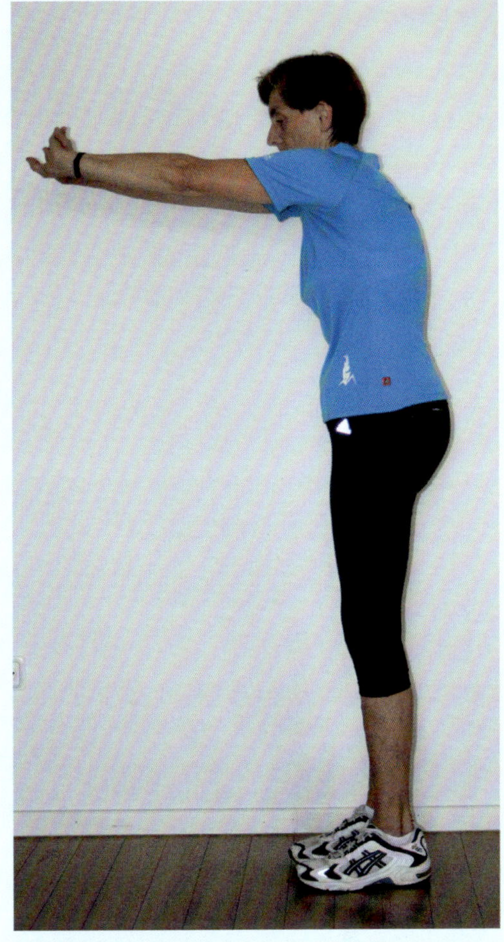

Abbildung 41: „Buckel“

Schultermuskulatur

„Elefant" im Stehen oder Sitzen: Den rechten Arm gestreckt Richtung linker Schulter führen und mit der linken Hand den Arm noch weiter zur Schulter ziehen. Dann das Gleiche mit dem anderen Arm. (Abb. 42)

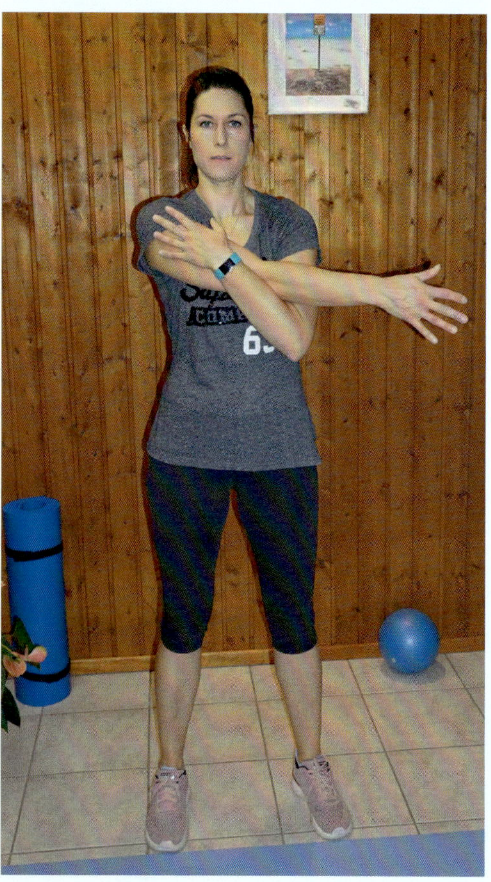

Abbildung 42: „Elefant"

Armmuskulatur

„Dehnung der Armstrecker" im Stehen oder Sitzen: Den Arm neben dem Kopf hochstrecken und im Ellenbogen beugen, sodass die Hand hinter dem Kopf zwischen den Schulterblättern aufliegt. Mit dem anderen Arm den Ellenbogen noch weiter hinter den Kopf ziehen (→ Trizeps). (Abb. 43)

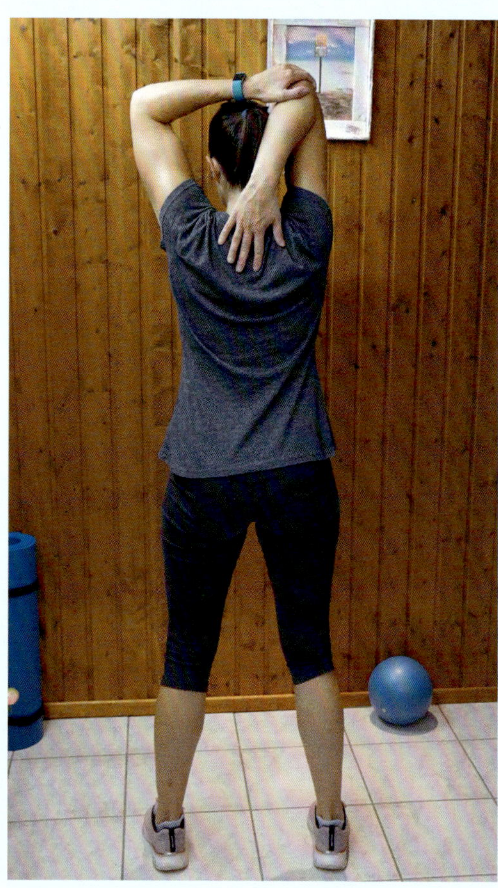

Abbildung 43: „Dehnung der Armstrecker"

Nackenmuskulatur

„Kopfdreher" im Stehen oder Sitzen: Den Kopf nach links und rechts mehrmals drehen. Dann nach oben und nach unten kippen.

„Kopfkippen seitlich" im Stehen oder Sitzen: Den Kopf auf die linke Seite kippen und dabei den Kopf nicht verdrehen (Kontrolle durch Blick in den Spiegel). Die langgezogene Halsseite wird gedehnt. Man kann die Dehnung verstärken, indem man den rechten Arm nach unten zieht und die linke Hand seitlich auf den Kopf legt. Das Gleiche mit der anderen Seite. (Abb. 44)

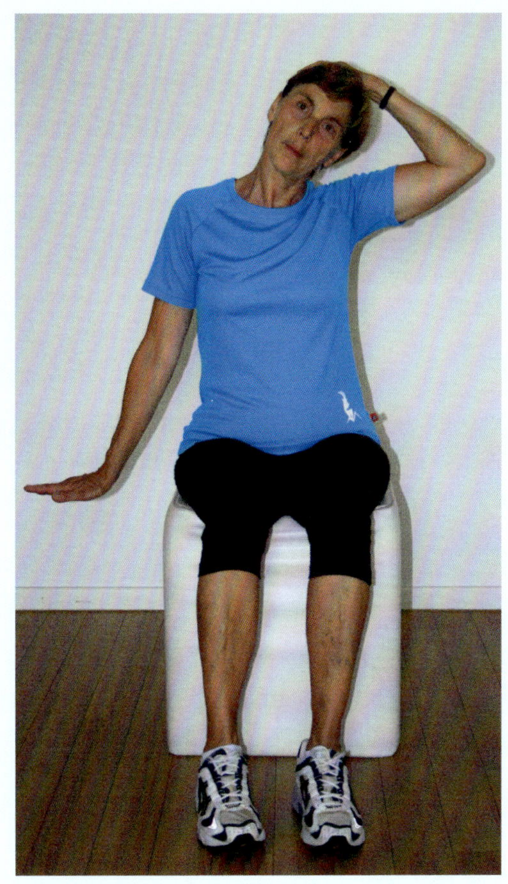

Abbildung 44: „Kopfkippen seitlich"

Weitere Informationen zu SpoKs und SpoKs-Schulungen, z. B. SpoKs-Trainer*innen, Teilnahmekriterien und Schulungs-Termine, sowie aktuelle Online-Angebote, z. B. der YouTube-Kanal „Daily SpoKs" mit Trainingsvideos, unsere offizielle SpoKs-Facebook-Seite oder den virtuellen Austausch über MS-Connect, finden Sie auf unserer Homepage unter *https://spoks-ms.de*.

Um schnell zur Homepage *https://spoks-ms.de* zu gelangen, scannen Sie einfach diesen QR-Code mit einer geeigneten App.

Allgemeine Trainingsgrundlagen

Das Wichtigste auf einen Blick: Training

- Sport muss nicht immer zielgerichtet sein, sondern kann einfach aus der Freude heraus durchgeführt werden (Ballspielen mit den Kindern im Garten). Wer für sich Sport ausübt, ohne Trainingsplan und nach eigenem Gefühl, darf dies natürlich auch weiterhin tun und wir freuen uns darüber!

  Wenn es allerdings darum geht, ein Trainingsziel oder eine bestimmte motorische Verbesserung zu erreichen, dann reicht ein eher unsystematisches Sporttreiben nicht mehr aus.
- Training ist eine zielgerichtete, systematisch und planmäßig aufgebaute Tätigkeit, bei der eine Steigerung der körperlichen Leistungsfähigkeit angestrebt wird.
- Je nach angestrebtem Ziel muss das Training anders gestaltet werden. Gewichtheber trainieren anders als Marathonläufer.
- Durch Training wird ein Belastungsreiz gesetzt, der eine Leistungszunahme bewirkt.
- Die Leistung steigt nicht linear mit dem Training an, da sie vielen verschiedenen Faktoren unterliegt. Phasen ohne weitere Leistungssteigerung sind normal und sollten nicht zum Einstellen des Trainings führen. Die nächste Leistungssteigerung wird früher oder später kommen oder zumindest wird eine krankheitsbedingte Leistungsverschlechterung vermindert.
- Die Beanspruchung ist die subjektive Bewertung einer Belastung. Die Belastung kann objektiv festgelegt werden. Beispielsweise ist das Gewicht von einer Kiste Wasser objektiv betrachtet immer gleich, das ist die Belastung. Für den einen ist es subjektiv jedoch eine unüberwindbare Aufgabe, die Kiste anzuheben, für den anderen eine leichte Aufgabe.
- Die Belastung im Training sollte im Laufe der Zeit gesteigert werden, um weiterhin Trainingsreize zu bewirken. Dies geschieht in folgender zeitlicher Reihenfolge: Steigerung der Trainingshäufigkeit, Steigerung des Trainingsumfangs, Verkürzung der Pausen, Steigerung der Intensität.
- Regenerationszeiten sind wichtig und müssen eingehalten werden.

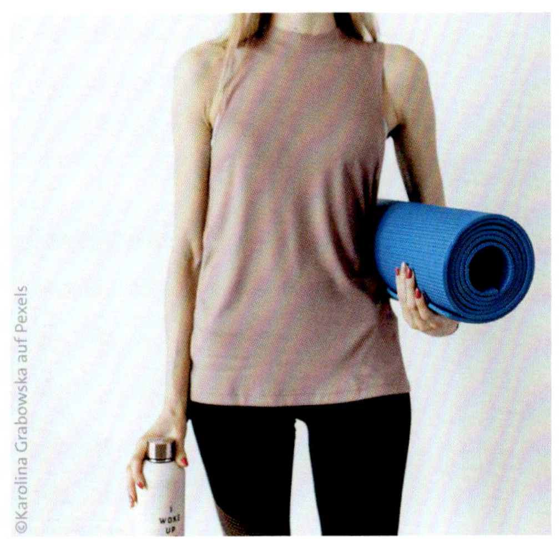
©Karolina Grabowska auf Pexels

Nachdem die verschiedenen Trainingsformen nun beschrieben wurden, stellt sich bei vielen die Frage, was denn Training genau ist und was es im Körper bewirkt, damit man sich verbessert. Dies und weitere allgemeine Grundlagen werden in diesem Kapitel etwas genauer beschrieben.

Training ist eine zielgerichtete, systematisch und planmäßig aufgebaute Tätigkeit, mit der eine Steigerung der körperlichen Leistungsfähigkeit angestrebt wird. Es bewirkt einen Reiz, wodurch sich Regelungsprozesse und Kapazitäten des Körpers anpassen und optimieren. Diese Anpassung führt zu einer Steigerung der Funktion, der Leistung und der Belastungstoleranz des Körpers.

Leistungssteigerung

Bei regelmäßigem Training können die Ressourcen im Körper nach und nach vermehrt und die Leistungsfähigkeit gesteigert werden. Doch der Körper ist kein starres System, das immer gleich funktioniert, sondern ein dynamisches und komplexes System, bei dem sich viele Faktoren gegenseitig beeinflussen. Somit herrscht immer ein anderer Zustand, der auch andere Reaktionen verursacht.

Muskulatur, Nerven, Energie, Enzyme sowie andere Körperstrukturen und -stoffe haben unterschiedliche Regenerationszeiten und erfordern damit unterschiedlich lange Trainingspausen bis zur optimalen Leistungssteigerung. Somit kann die Leistung auch sinken, wenn zum falschen Zeitpunkt trainiert wird und der Körper nicht genügend Zeit zur Regeneration hatte.

Hinzu kommt, dass es niemandem jeden Tag gleich gut geht. Alle Faktoren des täglichen Lebens wirken sich auf die Leistungsfähigkeit des Körpers aus: Nahrung, Stress, Wetter, Arbeit. Die Einflüsse der MS können die natürlichen Schwankungen zudem weiter verstärken. Somit kann die Leistung trotz eines regelmäßigen Trainings stagnieren. Dann ist es wichtig, das Training fortzuführen, da nur so die aktuelle Leistungsfähigkeit beibehalten und ein weiterer Abfall der Leistung verzögert werden kann.

Tipp: Man kann verschiedene Trainingsarten, die unterschiedliche Ressourcen beanspruchen, abwechseln. Während die eine Ressource (z. B. Muskel) in der Wiederherstellungsphase ist, kann eine andere (z. B. Herz-Kreislauf-System) durch ein anderes Training ausgeschöpft werden. So wird die Wiederherstellung der ersten Ressource nicht negativ beeinflusst.

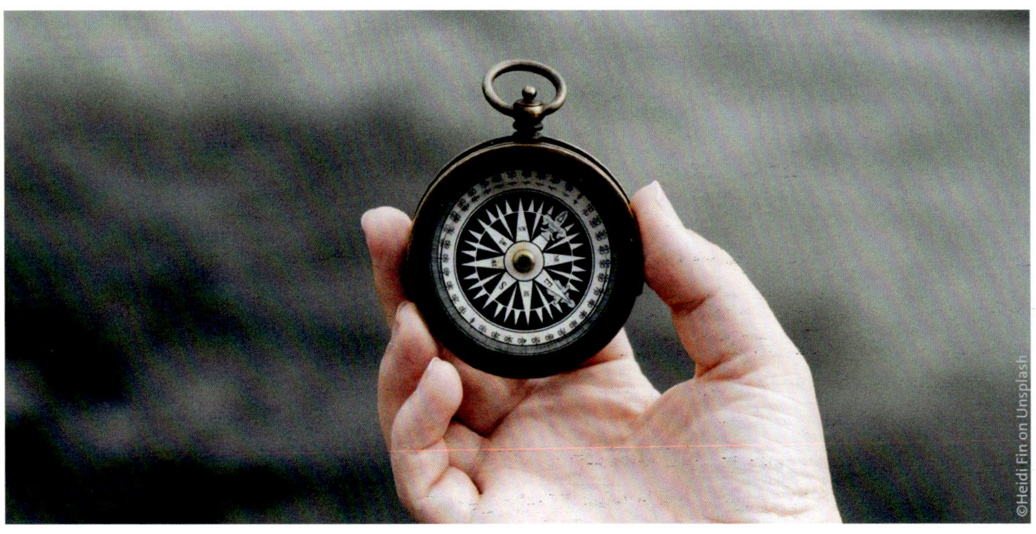
©Heidi Fin on Unsplash

Regeln bei der Trainingsgestaltung

Zur richtigen Gestaltung des Trainings sollten folgende Regeln beachtet werden:

1

Trainingsqualität:

Die Art des Trainings (Ausdauer, Kraft, Koordination, Beweglichkeit) bestimmt die Wirkungsrichtung der Trainingsanpassung. Ist das Ziel zum Beispiel vorrangig das Training der Nerven, muss ein Koordinationstraining durchgeführt werden.

2

Trainingsquantität:

Man sollte beachten, dass die Leistungsfähigkeit nicht linear mit der Anzahl der Trainingsstunden pro Woche ansteigt. Trainingsanfänger haben zunächst größere Erfolge mit relativ wenig Training. Dafür braucht ein Anfänger längere Regenerationspausen. Fortgeschrittene benötigen mit steigender Trainingserfahrung immer größere Belastungen und eine höhere Anzahl an Trainingsstunden, um wieder eine Leistungssteigerung zu erzielen.

3

Belastungssteigerung:

Die Belastung muss im Laufe der Zeit gesteigert werden, um weitere Trainingseffekte zu erzielen. Ansonsten gewöhnt sich der Körper an die Belastung, womit kein Trainingsreiz mehr vorhanden ist. Wichtig: Je nach Krankheitsverlauf, Alter oder Geschlecht kann jedoch die Leistungssteigerung unterschiedlich verlaufen. Daher soll man sich nicht mit anderen vergleichen, sondern das Training individuell gestalten.

4 **Egal ob Ausdauer, Kraft oder Koordinationstraining:**

Die Belastung sollte in folgender zeitlicher Reihenfolge gesteigert werden:

1. **Erhöhung der Trainingshäufigkeit** (anstatt zwei Mal pro Woche nun drei bis vier Mal pro Woche)
2. **Erhöhung des Trainingsumfangs innerhalb einer Einheit** (d. h. Erhöhung der Wiederholungszahl und/oder der Serienzahl bei Kraft- oder Koordinationsübungen und Erhöhung der Intervallzahl oder Dauer bei Ausdauertraining)
3. **Verkürzung der Pausen** (In der klassischen Trainingslehre wäre diese Empfehlung korrekt. Bei Menschen mit MS muss die Pausengestaltung immer individuell und Tagesform abhängig betrachtet werden. Daher sollten die Pausen nur dann verkürzt werden, wenn es sich gut anfühlt!)
4. **Erhöhung der Intensität** (Erhöhung der Laufgeschwindigkeit, der Gewichte, der Aufgabenschwierigkeit)

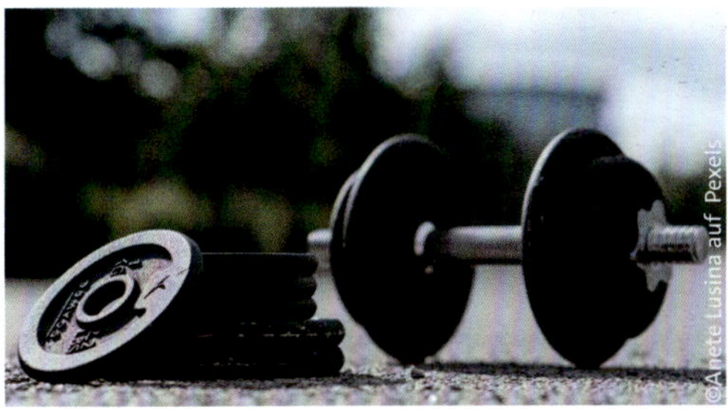
©Anete Lusina auf Pexels

Wahl der richtigen Belastung: 5

Die Belastung muss eine bestimmte Schwelle überschreiten, damit eine Trainingsadaption erfolgt. Zu geringe Belastungen erzeugen keine Anpassung, Überanstrengung kann wiederum schädlich sein. Mittlere Reize erhalten das Leistungsniveau, submaximale (weniger als maximale) Belastungen lösen optimale körperliche Anpassungen aus. Somit sollte das Training so gestaltet sein, dass Sie zwar an Ihre Grenzen kommen, diese aber nicht überschreiten.

Belastung und Beanspruchung sind nicht das Gleiche. Die Belastung ist objektiv (z. B. 15 kg), während die Beanspruchung das subjektive Empfinden dieser Belastung ist. Aus diesem Grund sollte die Belastung an jede Person individuell angepasst werden, damit alle die gleiche Beanspruchung empfinden.

6 **Wechsel von Belastung und Erholung:** Es ist wichtig, dem Körper Zeit zur Regeneration zu lassen. Daher sollten die Trainingszeiten nicht zu dicht aufeinander erfolgen. Sie sollten aber auch nicht zu weit auseinander liegen, da man so keine Leistungssteigerung erzielt.

Do and Don't

Tabelle 8: Was Sie beim Training beachten sollten

Do: Das sollte ich tun	Don't: Das sollte ich nicht tun
Auf die Zeichen des Körpers hören (Pausen einlegen und regenerieren, abkühlen)	Training „durchziehen"
Geeignete Trainingsphasen im Alltag finden	Umweltfaktoren missachten: bei Hitze oder Kälte trainieren
Gezielt trainieren: Individuelle Trainingsziele und -inhalte wählen	Ziel- oder planlos trainieren, längere Phasen der Inaktivität
Sinnvolles Bewegungsverhalten	Training bei Schüben oder Infektionen, Verletzungen oder Überlastungssymptomen
Täglich den Nerven etwas Gutes tun (wenigstens 5 Minuten VGT)	Über- oder Unterforderung, Stress, Laktat
Kreativ sein und sich fordern, Komm-vor-Zone erweitern	Planloses „Abarbeiten" des Trainings
Individuelle Anpassung der Sportart/Bewegung (eigene Vorlieben, Spaß, Ausmaß der Einschränkung)	Sportarten, die nicht unterbrochen werden können (Bergwandern, Schwimmen auf dem offenen Meer, Tauchen, Surfen usw.) oder die keinen Spaß machen
Realistische Auswahl der Sport- oder Trainingsform	Teure und aufwendige „Trend"-Sportarten, deren Wirkungsweisen fragwürdig und nicht gesichert sind
Schnelle, reflexbasierte, rhythmische Bewegungen, bei denen das eigene Körpergewicht getragen werden muss	
Trainingspartner*in suchen	

Tipps zum Training

Wann trainiert man im Alltag?

Sie müssen entscheiden, wann Sie die meiste Energie für Ihr Training haben. Um langfristig beim Sport zu bleiben, muss der Alltag umstrukturiert werden. Das wird Ihnen am Anfang vielleicht schwerfallen, aber mit der Zeit gewöhnen Sie sich daran.

Viele Übungen – vor allem Koordinationsübungen – lassen sich gut in den Alltag integrieren. Während der Hausarbeit können viele Gangübungen absolviert werden. Allerdings sollte der große Hausputz nicht auch am Trainingstag stattfinden.

Planen Sie Ihr Training so, dass Sie vor dem Training ausgeruht sind und auch nach dem Training Zeit zum Ausruhen haben.

Bevor Sie gar nicht trainieren, da Sie sich keine festen Trainingszeiten setzen konnten, können Sie einige Koordinationsübungen in den Alltag integrieren. Zum Beispiel kann man für jeden Weg, den man im Haus geht, eine Gangübung festlegen. Von der Küche zum Wohnzimmer geht man wie Charlie Chaplin, vom Schlafzimmer zum Bad hebt man die Knie u. v. m.

Setzen Sie sich feste Trainingszeiten. Diese sind hilfreich, um ein regelmäßiges Training einzuhalten.

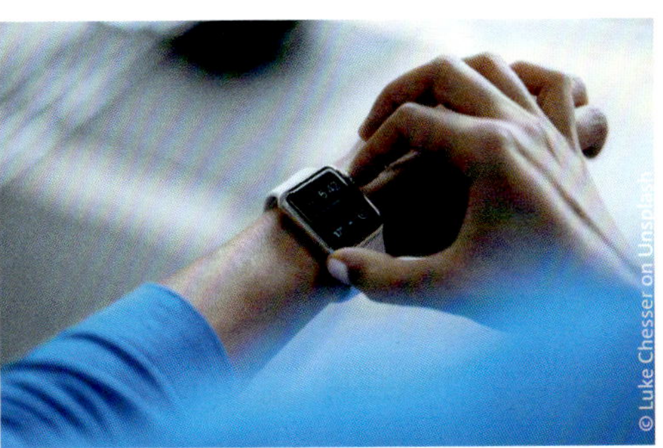

© Luke Chesser on Unsplash

Aufwärmen vor dem Training

Bevor Sie ein Kraft-, Ausdauer- oder Beweglichkeitstraining durchführen, ist es empfehlenswert, sich fünf Minuten aufzuwärmen, um Verletzungen zu vermeiden. Das Aufwärmen verbessert die Durchblutung der Muskeln, aktiviert den Kreislauf und die Nervenfunktionen. Koordinationsübungen eignen sich besonders gut. Die Übungen sollten alle Teile des Körpers einmal bewegen.

Viel trinken!

Das gilt für jeden, der Sport treibt. Eine ausreichende Flüssigkeitsversorgung vor und nach dem Sport beugt Überhitzung und Müdigkeit vor. Außerdem verringert Flüssigkeitsmangel die Leistungsfähigkeit. Wer allerdings an Blasenstörungen leidet, sollte ausprobieren, wie viel Flüssigkeit er/sie vor und während dem Training zu sich nehmen kann, ohne Probleme zu bekommen oder sicherstellen, dass eine Toilette in erreichbarer Nähe ist.

Wie viel sollte man trainieren?

Für das Nervenwachstum gilt nicht das Motto: „viel hilft viel“, sondern „weniger ist mehr“! Zu viel Training überanstrengt den Körper und die Trainingseffekte bleiben aus, da keine Zeit zur Regeneration bleibt.

Wie intensiv sollte das Training sein?

Um eine Über- oder Unterforderung zu vermeiden, hilft es, die Beanspruchung durch die Borg-Skala zu beurteilen. Die Borg-Skala reicht von 6 bis 20 (6 = sehr sehr leicht, 20 = zu stark, es geht nicht mehr). Das Training sollte mindestens bei 12 bis 13 (= etwas anstrengend und leicht außer Atem) einzuordnen sein.

Trainiert man auch bei einem Schub oder Infekten?

Die bisherigen Studien zu MS und Sport untersuchten eine körperliche Belastung nur bei schubfreien Proband*innen. Daher gibt es keine Hinweise darauf, wie sich Sport während eines Schubes auswirkt.

Allerdings weiß man, dass während eines Schubes oder eines Infekts das Immunsystem Höchstleistung bringen muss. Der Körper braucht seine Energie für die Genesung. Sport verbessert zwar langfristig die Leistungsfähigkeit des Immunsystems, aber kurzfristig senkt Sport dessen Leistung. Sport würde zu diesem Zeitpunkt den Körper noch mehr beanspruchen. Daher sollte man in diesem Zeitraum intensives Sporttreiben vermeiden.

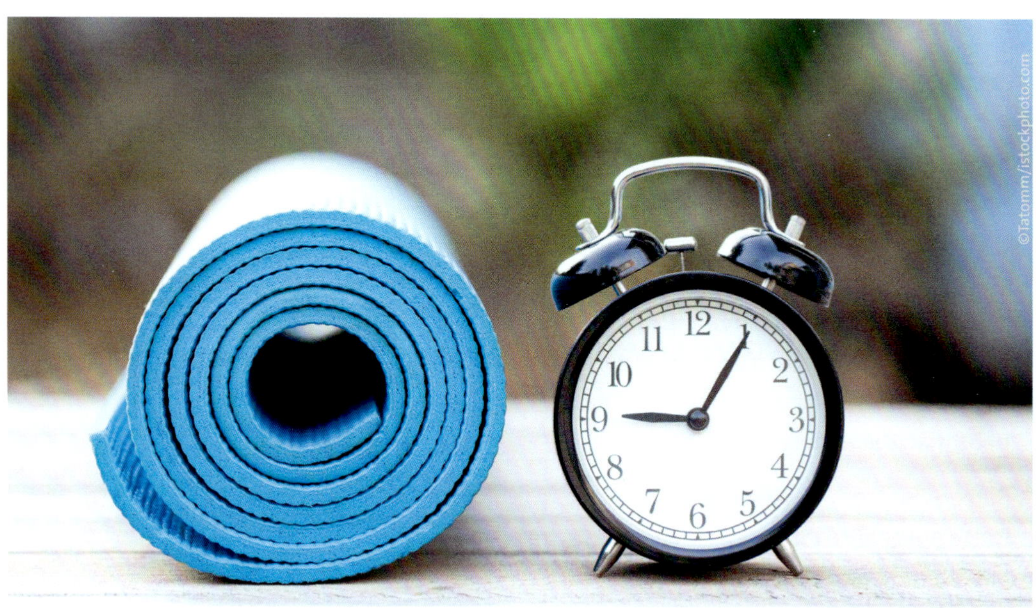

Wie soll man Ausdauer trainieren, wenn man kaum laufen kann?

In diesem Fall ist ein Intervalltraining möglich, das heißt z. B. beim Ausdauertraining, dass man nicht die ganze Gehstrecke läuft, sondern nur einen Teil. So sind die Reserven noch nicht vollkommen ausgeschöpft und eine kürzere Pause reicht aus, um für das nächste Intervall wieder regeneriert zu sein. Mit dieser Methode kann man mehrere Intervalle mit der gleichen Distanz und relativ kurzen Pausen durchführen. Man kann das Ausdauertraining auch nach der HIIT-Methode durchführen und wählt Übungen, die nicht das Laufen voraussetzen.

Insgesamt gilt: Jeder gegangene Meter zählt. Hier gilt ganz besonders das Sprichwort „Use it or lose it"! Es gibt SpoKs-Teilnehmer*innen, die im Rollstuhl saßen und durch Training wieder geh- und stehfähig wurden!

Umgang mit Frustrationen

Bis die ersten Erfolge einsetzen, dauert es zwei bis sechs Wochen. Daher sollten Sie Geduld haben und sich nicht entmutigen lassen. Merken Sie jedoch einen stetigen Abfall der Leistung, auch im Alltag, dann sollten Sie zum Arzt gehen, um die Möglichkeit eines Schubs auszuschließen.

Auf die Zeichen des Körpers hören

Alle Menschen reagieren unterschiedlich auf das Training und eine Überanstrengung. Nur durch das Sammeln von Erfahrungen lernen Sie, die Empfindungen zu beurteilen. Dann wissen Sie, wie viel Ihr Körper verträgt, wann Symptome auftreten (Uhthoff-Phänomen) und wie lange diese andauern. Gerade die Krankheit MS verzeiht Ihnen Überbelastungen schlecht.

Wenn Sie so viel gemacht haben, dass Sie drei Tage danach erschöpft sind und kaum aus dem Bett kommen, dann sollten Sie beim nächsten Mal die Intensität des Trainings deutlich verringern. Sie werden sehen, mit der Zeit finden Sie Ihr geeignetes Trainingsmaß heraus und werden weniger Probleme im Alltag haben.

Längere Phasen der Immobilität vermeiden

Mehrere Wochen ohne körperliche Bewegung sollten Sie unbedingt vermeiden. Der Körper baut in einer gewissen Zeit mehr ab, als man in dieser Zeit wieder aufbauen kann. Die Neurodegeneration durch MS beschleunigt diesen Abbau zusätzlich. Daher sollten Sie immer in einem gewissen Maße aktiv bleiben.

Wie kann man dem Uhthoff-Phänomen vorbeugen?

- **Pre-Cooling (Vorkühlen):** Vor dem Training sollten Sie Ihren Körper abkühlen, zum Beispiel durch eine kalte Dusche oder ein kaltes Bad.
- **Viel trinken:** Das Schwitzen im Sport ist eine Art Kühlungsmechanismus des Körpers. Daher sollten Sie viel Flüssigkeit zu sich nehmen, damit der Körper schwitzen kann. Auch verdünnt die Flüssigkeit das Blut und verbessert damit die Blutzirkulation des Körpers, wodurch ebenfalls Wärme nach außen abgegeben wird.
- **Sich in den Pausen abkühlen:** Dies gelingt zum Beispiel durch kalte nasse Tücher oder Umschläge, Übergießen oder Besprühen von Gesicht, Armen und Beinen mit kaltem Wasser, ein Fußbad, kalt duschen oder Tragen von angenehmer luftiger Kleidung.
- **Ort und Zeit:** Trainieren Sie im Schatten oder in kühlen Räumen. Vermeiden Sie an heißen Tagen das Training im Freien oder verlegen Sie es in die kühleren Morgen- und Abendstunden.
- **Kraft- und Koordinationstraining:** Dies erhöht die Körpertemperatur nicht so stark wie Ausdauertraining. Wenn Sie die Ausdauer trotzdem trainieren wollen, dann eignet sich ein Intervalltraining besser als die Dauermethode, da man sich weniger überanstrengt und die Pausen zur Abkühlung nutzen kann.

Nach dem Training ausruhen

Der Körper braucht eine Regenerationszeit. Zu viel Stress vernichtet Trainingseffekte, vor allem die vermehrte Freisetzung von günstigen Nervenwachstumsfaktoren (NF). Erschöpfung nach dem Training verringert sich mit der Zeit.

Zu Beginn des Trainings werden Sie sich nach den Trainingseinheiten sehr erschöpft fühlen und Ihre Alltagsaufgaben vernachlässigen müssen. Das ist normal und legt sich mit der Zeit. Wenn sich Ihr Körper an das Training gewöhnt hat, werden Sie das Training besser vertragen.

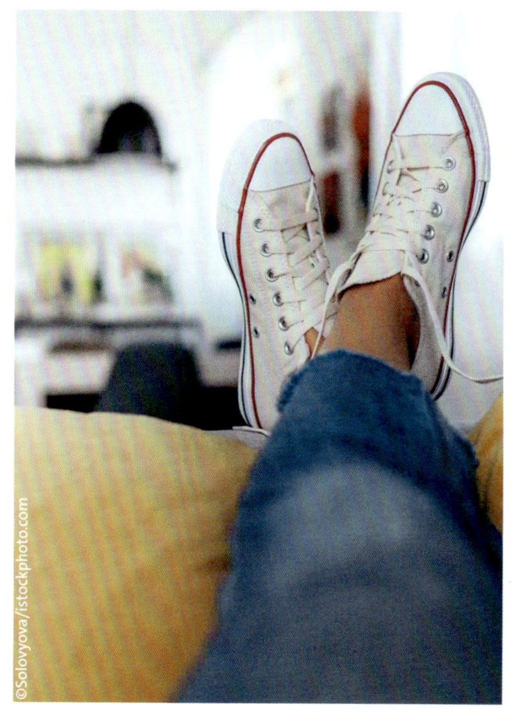

Hilfen und Hilfsmittel so wenig wie möglich einsetzen

Wenn Sie auf Gehhilfen verzichten können, dann sollten Sie weiterhin so viel wie möglich frei gehen. Ganz nach dem Motto: „Use it or lose it" sollten die Fähigkeiten und Fertigkeiten, die noch vorhanden sind, genutzt werden. Denn je mehr Sie sich auf die Gehhilfen verlassen, desto weniger muss der Körper tun und baut die ungenutzten Strukturen ab.

Hilfsmittel erleichtern das Leben, aber sollten nicht aus reiner Bequemlichkeit genutzt werden. Wenn Sie wissen, dass Sie eine bestimmte Strecke ohne Hilfsmittel gehen können, dann gehen Sie diese Strecke frei und nutzen Sie erst danach die Gehhilfe. Wenn Sie sich im Alltag gar nicht mehr ohne Hilfsmittel fortbewegen können, dann nutzen Sie die Trainingszeit, um das freie Gehen weiter zu üben. Ein*e Trainingspartner*in, der/die neben Ihnen hergeht, kann Sie im Notfall stützen. Eine andere Möglichkeit wäre, dass Sie an einem Geländer entlanggehen, wo Sie sich immer wieder abstützen können. Auch das Tragen von Orthesen/Schienen fördert den Nichtgebrauch der Körperstrukturen und -funktionen und sollte so wenig wie möglich im Training genutzt werden.

Aber: Wollen Sie Ihre Ausdauerfähigkeit trainieren, dann erleichtern die Hilfsmittel das Gehen und es können größere Distanzen über eine längere Zeit gelaufen werden. Je nach Trainingsziel müssen Sie abwägen, ob die Verwendung eines Hilfsmittels sinnvoll oder weniger sinnvoll ist.

Unterstützung durch Familienmitglieder

Familienmitglieder oder Freund*innen können Sie unterstützen, indem sie Ihnen bei den Übungen im Training helfen oder Alltagsaufgaben abnehmen, damit Sie genug Zeit und Energie für Ihr Training haben. Aber auch das Erinnern an die Trainingszeit und das Ermutigen durch die Familie ist sehr wertvoll.

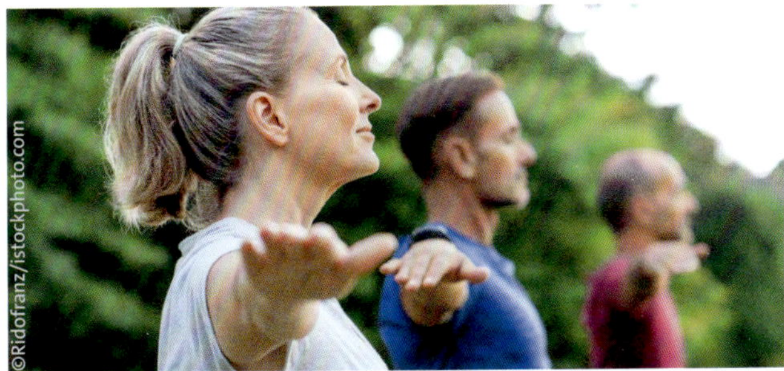

Beitritt in eine Sportgruppe oder einen Verein

Wenn Sie einer Sportgruppe beitreten, informieren Sie den/die Sportgruppenleiter*in über Ihre Erkrankung und vorliegende Begleiterkrankungen oder halten Sie nach speziellen Trainingsangeboten für Menschen mit MS in Ihrer Umgebung Ausschau.

Weiterführende Literatur

Selbstmanagement

Lorig, K., Holman, H., Sobel, D., Laurent, D., González, V., Minor, M. (2011): Gesund und aktiv mit chronischer Krankheit leben. Zürich: Careum.

Schulz, K.-H., Meyer, A., Langguth, N. (2012): Körperliche Aktivität und psychische Gesundheit. Bundesgesundheitsblatt, 55, 55 – 65.

MS und Sport

Dettmers, C., Bülau P., Weiler, C. (Hrsg.), (2009): Rehabilitation der Multiplen Sklerose Bad Honnef: Hippocamus.

Freiwald, J., Engelhard, M. (1994): Zu Einschränkungen der Beweglichkeit, deren Ursachen und möglichen Interventionen. In Hoster, M., Nepper H. U. (Hrsg.), Dehnen und Mobilisieren (S. 72 – 101). Waldenburg: Sport Consult.

Frevel, D., Mäurer, M. (2012): Sport bei Multipler Sklerose. Aktuelle Neurologie, 39, 248 – 253.

Friedrich, D. (2011): Multiple Sklerose und Sport – Immer in Bewegung. Stuttgart: Trias Verlag.

Güllich, A., Schmidtbleicher, D. (1999): Struktur der Kraftfähigkeiten und ihrer Trainingsmethoden. Deutsche Zeitschrift für Sportmedizin, 50(7/8), 223 – 234.

Haas, C. T., Turbanski, S., Schmidtbleicher, D. (2006a): Wie gezielte Unordnung im Training für Ordnung in der Bewegung sorgt. Forschung Frankfurt (4), 19 – 24.

Kersten, S., Mahli, M., Drosselmeyer, J., Lutz, C., Liebherr, M., Schubert, P., Haas, C. T. (2014): A Pilot Study of an Exercise-Based Patient Education Program in People with Multiple Sclerosis. Multiple Sclerosis International, Article ID 306878, 11 pages.

Klee, A. (2003): Methoden und Wirkungen des Dehnungstrainings. Schorndorf: Hofmann.

Laurig, W. (1976): Beanspruchungsermittlung. In Benner, W., Rohmert W., Rutenfranz, J. (Hrsg.), Ergonomische Aspekte der Arbeitsmedizin (S. 79 – 87). Stuttgart: Gentner.

Lutz, C., Kersten, S., Haas, C. (2015): Long-Term Effects of an Exercised-Based Patient Education Program. The 9th World Congress of International Society of Physical and Rehabilitation Medicine in Berlin, June 2015. Journal of Rehabilitation Medicine (Suppl. 54), 408.

Prasad, D. (2006): Physiotherapie: ihre Rolle bei der Rehabilitation. MS in focus, 7, 3 – 27.

Reuter-Mielisch, P., Woschek, S., Lutz, C., Schubert, P., Haas, C.T. (2021). Der Einfluss eines selbstregulierten sportlichen Trainings auf Personen mit Multipler Sklerose. Neurologie & Rehabilitation, 27(1), 66-75.

Schulz, K.-H., Heesen, C. (2005): Psychische und physiologische Effekte körperlicher Betätigung bei chronisch Kranken an Beispielen aus der Onkologie und der Neurologie. Bundesgesundheitsblatt Gesundheitsforschung Gesundheitsschutz, 48, 906 – 913.

Schulz, K.-H., Meyer, A., Langguth, N. (2012): Körperliche Aktivität und psychische Gesundheit. Bundesgesundheitsblatt, 55, 55 – 65.

Schwarz, L., Schwarz, M. (2003): Herz-Kreislauftraining. Bewegungsprogramme zur Vorsorge und Behandlung von Herz-und Gefäßerkrankungen. München: BLV Verlagsgesellschaft mbH.

Waschbisch, A., Mäurer, M. (2008): Multiple Sklerose und Sport – der Einfluss körperlicher Aktivität auf das Immunsystem. B&G Bewegungstherapie und Gesundheitssport, 24(3), 98 – 102.

Waschbisch, A., Tallner, A., Pfeifer, K., Mäurer, M. (2009): Multiple Sklerose und Sport. Auswirkungen körperlicher Aktivität auf das Immunsystem. Der Nervenarzt, 80, 688 – 692.

Ziegler, K. (2008): Behandlung der Spastik. Ein physiotherapeutisches Konzept. Psychoneuro, 34(1), 30 – 35.

Zimmer et al. (2018): High-intensity interval exercise improves cognitive performance and reduces matrix metalloproteinases-2 serum levels in persons with multiple sclerosis: A randomized controlled trial, Multiple Sclerosis Journal, 24(12), 1635-1644.

Motivation und Zielsetzung

Heckhausen, H. (1989): Motivation und Handeln (2. Aufl.). Berlin: Springer.

Pahmeier, I. (2008): Sportliche Aktivität aus der Lebenslaufperspektive. Zeitschrift für Gerontologie und Geriatrie, 41, 168 – 176.

Rheinberg, F. (2002): Motivation. Stuttgart: Kohlhamer.

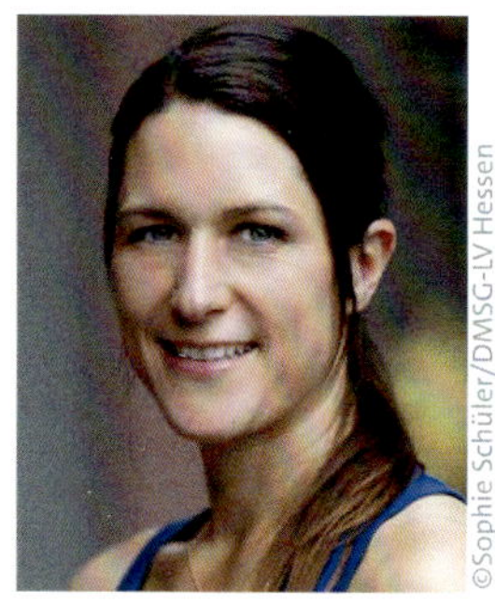
©Sophie Schüler/DMSG-LV Hessen

Dr. phil. Stephanie Woschek (geb. Kersten)

- Promovierte Sportwissenschaftlerin (M.A.)
- Referentin für inklusiven Sport (DMSG-Landesverbände Rheinland-Pfalz e. V. und Saarland e. V.)
- Referentin für Sport und Funktionstraining (DMSG-Landesverband Hessen e. V.)

Schon während ihres Magisterstudiums erwarb sie die A-Lizenz der deutschen Fitnesslehrervereinigung e.V. und absolvierte zahlreiche Weiterbildungen im Bereich des Präventions- und Rehabilitationssports, u. a. die Lizenzen für Herzsport, Nordic Walking, Diabetessport und den Rückenschulleiter (m/w/d).

Nachdem Woschek ihr Studium der Sportwissenschaften (Nebenfächer Sportmedizin und Psychoanalyse) abgeschlossen hatte, begann sie 2009 als wissenschaftliche Mitarbeiterin am Lehrstuhl Sportpädagogik des Sportwissenschaftlichen Instituts der Universität des Saarlandes in Saarbrücken.

In ihrer Forschungstätigkeit arbeitete sie bereits in enger Kooperation mit der Deutschen Multiple Sklerose Gesellschaft (DMSG), Landesverband Saarland e.V. und Rheinland-Pfalz e.V. an einem mehrstufigen Forschungsprojekt im Bereich Sport und Multiple Sklerose (MS). Ziel war es, eine Patientenschulung zu entwickeln, mit der Mythen zu Sport und MS beseitigt werden, Menschen mit MS zu Sport und Bewegung informiert und aufgeklärt und in ihrem eigenverantwortlichen sportlichen Training unterstützt werden – rückblickend die Geburtsstunde von SpoKs, der Sportorientierten Kompaktschulung.

2013 wechselte sie als Wissenschaftliche Mitarbeiterin und Dozentin an die Hochschule Fresenius (University of Applied Sciences) in Idstein (Hessen).

2015 hat Dr. phil. Stephanie Woschek ihre Promotion zum Doktor der Philosophie an der Universität des Saarlandes abgeschlossen. Der Titel ihrer Dissertation lautete „Sportliches Training bei Multiple Sklerose – Auswirkungen von Training und Schulung auf motorische, klinische und psychologische Parameter bei Multiple-Sklerose-Erkrankten“.

2019 verließ Dr. Woschek die Hochschule Fresenius und widmet sich seitdem als Referentin für inklusiven Sport (DMSG-Landesverbände Rheinland-Pfalz e. V. und Saarland e. V.) und Referentin für Sport und Funktionstraining (DMSG-Landesverband Hessen e. V.) gezielten Projektarbeiten, um über Sport bei MS aufzuklären und Menschen mit MS den Zugang zu Sport und Bewegung zu ermöglichen.

Kontakt:

trainer@spoks-ms.de
woschek@dmsg.de

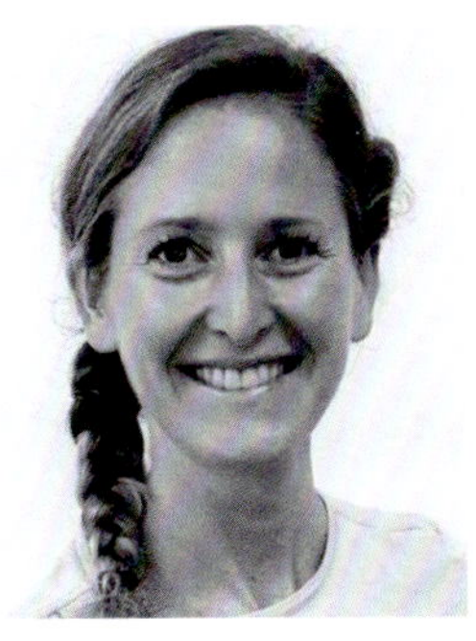

Dipl. Sportlehrerin Christina Lutz

- Sporttherapeutin in der Paracelsus Klinik für Onkologie in Scheidegg im Allgäu
- SpoKs-Trainerin für verschiedene DMSG-Landesverbände

Diplom-Sportlehrerin Christina Lutz absolvierte ihr Studium der Sportwissenschaften am Sportwissenschaftlichen Institut (SWI) der Universität des Saarlandes und kam im Rahmen eines Seminars mit dem DMSG-Landesverband Saarland in Berührung.

Sie führte innerhalb des Seminars eine erste Pilotstudie zum varianzbasierten Gangtraining mit Menschen mit Multiple Sklerose (MS) durch. Zunächst als wissenschaftliche Hilfskraft, später als wissenschaftliche Mitarbeiterin am SWI und der Hochschule Fresenius (University of Applied Sciences) in Idstein (Hessen) arbeitete sie am mehrstufigen Forschungsprojekt im Bereich Sport und Multiple Sklerose (MS) gemeinsam mit Dr. Woschek und Prof. Haas.

Christina Lutz war verantwortlich für die Entwicklung der Patientenedukation SpoKs, der Sportorientierten Kompaktschulung für Menschen mit MS, und hat das zugrundeliegende Manual für SpoKs entwickelt.

Frau Lutz absolvierte diverse Weiterbildungen im Bereich des Präventions- und Rehabilitationssports, u.a. die Lizenzen für Neurologie, Herzsport und Onkologische Trainingstherapie (OTT), sowie im therapeutischen Bereich zu Neuroorthopädischer Aktivitätsabhängiger Plastizität (N.A.P.®).

Des Weiteren sammelte sie im Rahmen von Praktika Erfahrungen zu Therapie von neurologischen Erkrankungen in der Schweiz (Kliniken Valens) und in Australien (Advanced Rehab Centre, Sydney) und absolvierte in Sydney (Australien) die Lizenz zum „PD Warrior“ (speziell entwickeltes Trainingsprogramm für Morbus-Parkinson-Patienten).

Christina Lutz arbeitet als Sporttherapeutin in der Paracelsus Klinik für Onkologie in Scheidegg im Allgäu und leitet als SpoKs-Trainerin seit vielen Jahren nebenberuflich Workshops für verschiedene DMSG-Landesverbände.

Kontakt:

trainer@spoks-ms.de

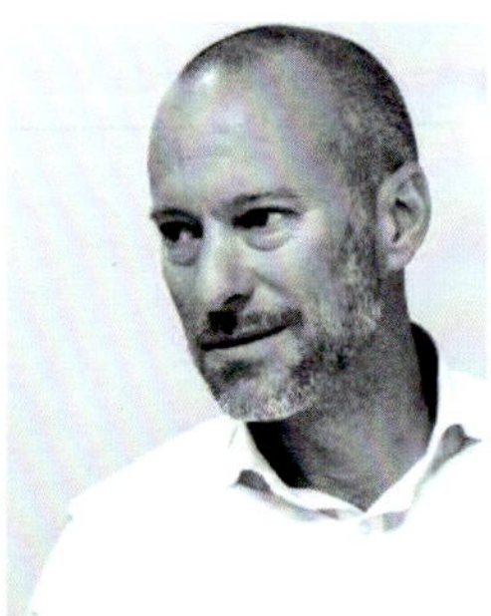

Prof. Dr. phil. habil. Christian T. Haas

- Direktor des Instituts für komplexe Systemforschung an der Hochschule Fresenius in Idstein
- Professor für quantitative Forschungsmethoden im Fachbereich Gesundheit und Soziales der Hochschule Fresenius

Prof. Dr. phil. habil. Christian T. Haas ist Professor für quantitative Forschungsmethoden im Fachbereich Gesundheit und Soziales der Hochschule Fresenius und Direktor des Instituts für komplexe Systemforschung in Idstein. Er promovierte und habilitierte an der Goethe-Universität Frankfurt zu Fragestellungen im Bereich der Biomechanik, Leistungs- und Neurophysiologie.

Aktuelle Forschungsschwerpunkte betreffen die Analyse von komplexen Systemen, Mustererkennung, künstliche Intelligenz und autonome Systementwicklung, Mensch-Technik-Interaktionen und neuropsychologische Phänomene.

Prof. Haas forscht mit seinem Team in nationalen und internationalen Verbünden und in Kooperation mit der Industrie, gefördert werden seine Aktivitäten von Landes- und Bundesministerien sowie Stiftungen. Er ist Mitglied in verschiedenen wissenschaftlichen Institutionen, Gutachter bei zahlreichen wissenschaftlichen Zeitschriften und Beirat in Wirtschafts- und Industriegremien sowie Berater im Kontext von Innovationsfragen.

Kontakt:

christian.haas@hs-fresenius.de
neuromechanik@googlemail.com

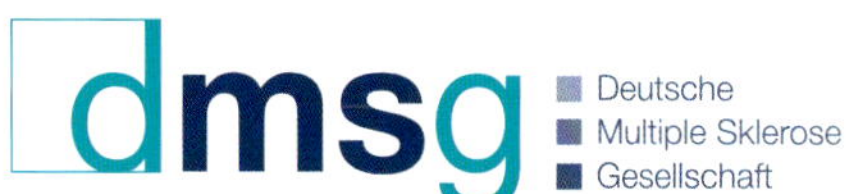

Die **Deutsche Multiple Sklerose Gesellschaft (DMSG)** ist eine gemeinnützige Organisation aus 16 Landesverbänden und dem DMSG-Bundesverband als Dachorganisation.

Der Verein hat klar definierte Aufgaben: Er vertritt die Belange der nach aktuellen Zahlen mehr als 250.000 MS-Erkrankten in Deutschland, organisiert deren sozialmedizinische Nachsorge und bietet ihnen und ihren Angehörigen professionelle Information, Beratung und Unterstützung. Seit dem Jahr 2019 bietet die DMSG auch Funktionstrainingsgruppen an. Mehr Informationen zur DMSG finden Sie unter *www.dmsg.de*.